Kathrin Aldenhoff

Das andere Leben

WESER KURIER

Kathrin Aldenhoff

Das andere Leben

mit Illustrationen von Bettina Bexte

Inhalt

Die Ernüchterung

Ankommen im neuen Alltag

Impressum

Herausgeber und Verlag
Bremer Tageszeitungen AG
www.weser-kurier.de

Projektleitung und Redaktion
Stefan Dammann

Texte
Kathrin Aldenhoff

Illustrationen
Bettina Bexte

Fotos
Frank Thomas Koch, China Hopson, Kerstin Rolfes

Gestaltung
Folker Pahl

Druck
Müller Ditzen AG
Bremerhaven

1. Auflage November 2018

ISBN 978-3-938795-70-5

Vorwort

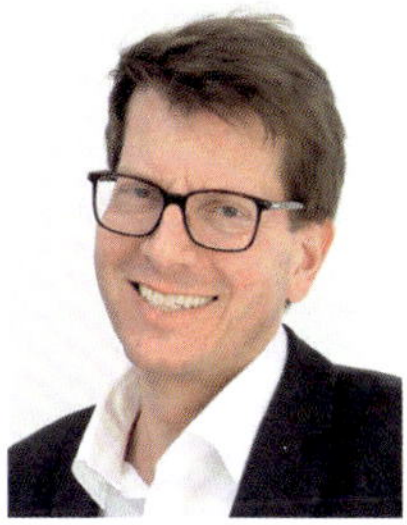

Wenn sich das erste Baby ankündigt, bekommt die werdende Mutter immer wieder diesen Satz gesagt: „Jetzt ändert sich dein Leben komplett." Alles wird anders, soll das heißen. Und so sehr das auch stimmt, so wenig lässt sich meistens erfahren, was das heißen soll. Es ist ein Satz, der Angst machen kann. Dieses Buch will ein fröhlicher Teil der Geburtsvorbereitung sein.

„Das andere Leben" beschreibt episodenhaft aus erster Hand, was sich genau am Leben einer Frau ändert, wenn sie sich anschickt, ihr erstes Baby auf die Welt zu bringen. Die Autorin Kathrin Aldenhoff hat sich als Reporterin des WESER-KURIER einen Namen gemacht. Sie war in Griechenland und auf der Seidenstraße unterwegs, hat Obdachlose und Häftlinge porträtiert. Aber hier geht es um sie selbst, um eine andere Art der Annäherung. Ihre Texte beschreiben ihre eigene neue Rolle – neugierig, unsentimental und lebensbejahend.

Die Kapitel dieses Buches, die der sonntäglichen Zeitungskolumne von Kathrin Aldenhoff entnommen wurden, handeln vom Mutterwerden und Muttersein, einem der größten Abenteuer der Menschheit. Das Buch endet mit dem ersten Geburtstag der kleinen Hannah und zeigt damit nur den Anfang des anderen Lebens. Es eignet sich für Frauen und Männer, Eltern und Großeltern, Freunde und Bekannte. Freuen Sie sich an den Erlebnissen, Begebenheiten und Beobachtungen, die es beschreibt. Und falls Sie selbst auf dem Weg in dieses so andere Leben sind, wünschen wir Ihnen viel Freude!

Moritz Döbler
Chefredakteur
WESER-KURIER

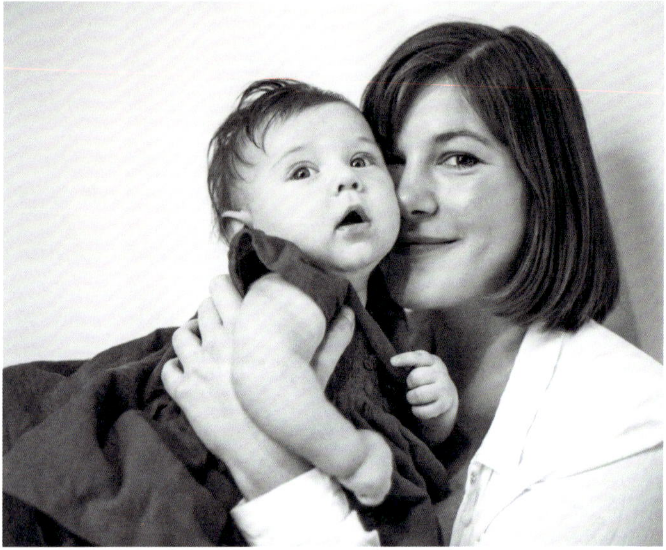

Kathrin Aldenhoff

Jahrgang 1984, arbeitet seit 2013 für den WESER-KURIER in Bremen. Nach dem Studium der Kommunikationswissenschaft in ihrer Heimatstadt München zog es sie zunächst weiter in den Westen, um in Freiburg und Straßburg Deutsch-Französische Journalistik zu studieren. Mit dem Masterabschluss in der Tasche landete sie im Osten: Ein Jahr arbeitete sie als Journalistin in Moskau. Dort lernte sie nicht nur die russische Sprache, Pelmeni und Birkenwodka lieben, sondern auch Toni, den Vater ihrer Tochter Hannah.

Nach Hannahs Geburt nahm Kathrin Aldenhoff 15 Monate Elternzeit, ihr Partner zwei Monate. Seit etwas mehr als einem Jahr hat sie nun nicht mehr nur den schönsten Beruf der Welt, sondern auch noch das tollste Kind der Welt.

Bettina Bexte

Bettina Bexte ist aufgewachsen in Hamburg und hat in Bremen an der Hochschule für Künste Illustration und Trickfilm studiert. Seitdem arbeitet sie als freie Cartoonistin und veröffentlicht ihre Zeichnungen in Büchern, Zeitungen und Magazinen in Deutschland, Österreich und der Schweiz. Außerdem zeichnet sie immer wieder für den WESER-KURIER.

2016 wurde sie beim Deutschen Karikaturenpreis mit dem geflügelten Bleistift in bronze ausgezeichnet. 2017 erschien ihr selbstverlegtes Buch „Fluch der Akribik“.

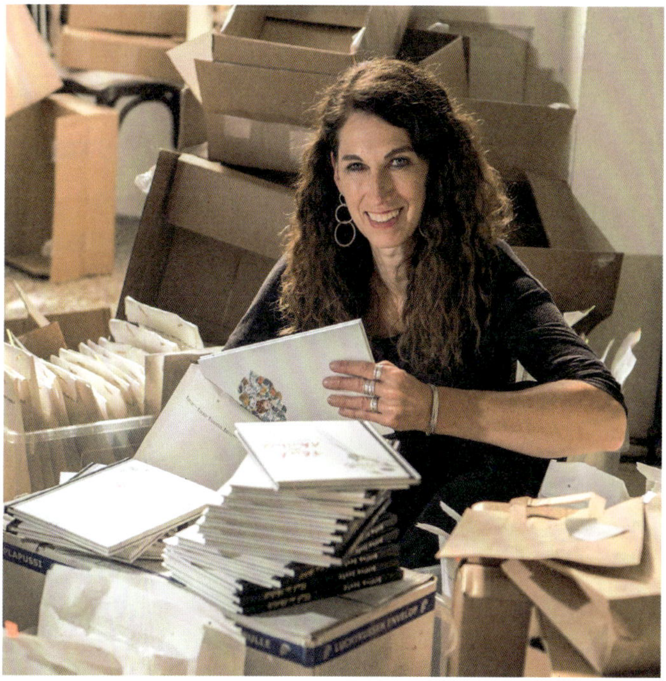

Mein Babybauch und ich

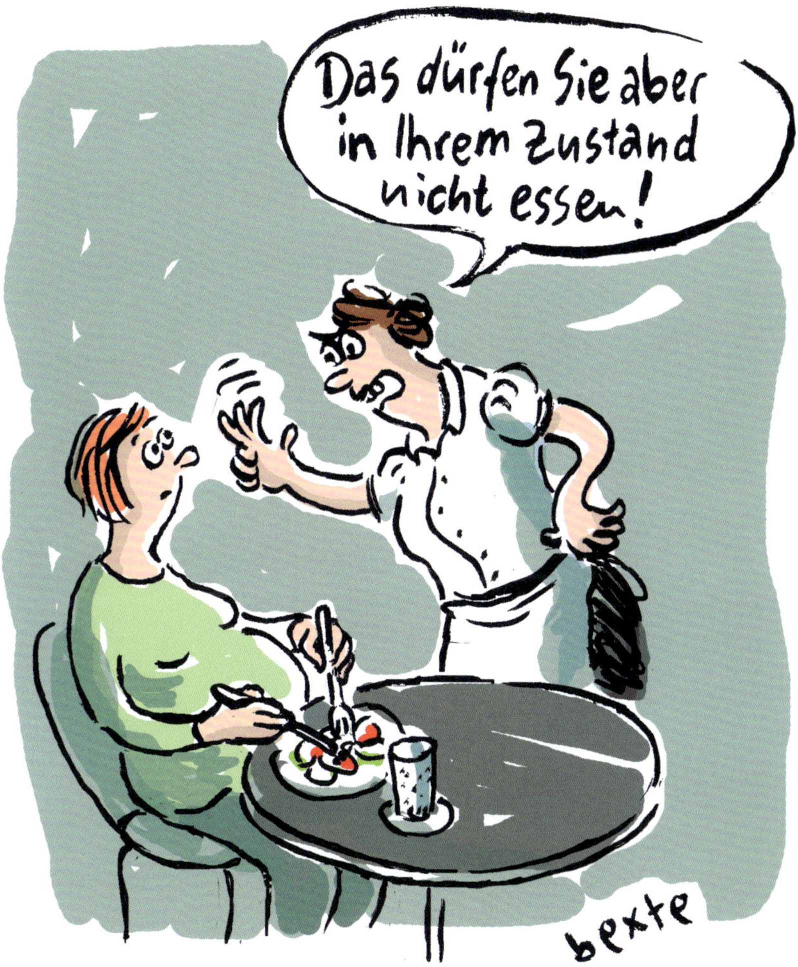
Das dürfen Sie aber in Ihrem Zustand nicht essen!
bexte

Alles wird sich ändern

Neulich zeigte jemand mit dem Finger auf meinen inzwischen schon recht runden Babybauch und fragte: Hast du dir das gut überlegt? Ich habe den Kopf geschüttelt, mit einem Lächeln und einem Nein geantwortet, und dann haben wir beide ein bisschen gelacht, und ich habe mir angehört, wie sich Impfungen auf den Schlaf kleiner Kinder auswirken können.

Als ich zu Hause war, habe ich noch mal über die Frage nachgedacht. Hab ich mir das gut überlegt, Mutter zu werden? Im ersten Moment würde ich sagen: Ja, das habe ich, mit meinem Freund. Wir haben uns Gedanken gemacht, ob wir Eltern werden wollen. Mal sagte der eine: Klar, am liebsten sofort, dann sagte der andere: Ach nee, lass mal noch warten. Wir haben nachgedacht, ob unsere Zweieinhalb-Zimmer-Wohnung groß genug für drei ist, ob unser Einkommen reicht, ob wir in der Lage sind, Verantwortung für ein kleines Wesen zu übernehmen. Und dann gab es diesen Moment, in dem wir beide sagten: Ja, wir wollen ein Kind.

Als wir wussten, dass ich schwanger bin, haben wir ein Buch gekauft. Woche für Woche erklärt uns das, wie weit unser Baby ist, wie sich mein Körper verändert und warum und macht Vorschläge für merkwürdige Gymnastik-Übungen. An mehreren Stellen ist die Rede davon, dass sich mein Leben grundlegend ändern wird. Dass sich alles verändert, wirklich alles. Auch Kollegen sagen das. Manchmal, aber nicht immer, begleitet von einem seligen Lächeln.

Und wenn ich weiter darüber nachdenke, dann bin ich mir doch nicht mehr so sicher, ob ich mir das gut überlegt habe. Wird sich wirklich mein ganzes Leben ändern? Für mich klingt das wie eine Drohung, ich find' mein Leben nämlich ganz gut. Ich hab' einen tollen Freund, wir reisen zusammen in Länder, die andere nicht auf der Landkarte verorten können, ich liebe meinen Beruf, und auch sonst hab' ich durchaus Spaß.

Und das soll bald alles vorbei sein? Vielleicht klingt es für andere verheißungsvoll zu hören, dass sich ihr Leben komplett ändern wird. Bei mir löst das eher Ängste aus. Auch wenn ich mich immer noch unglaublich auf unser Kind freue.

Über diese Veränderung, über den Weg in dieses neue, andere Leben, will ich jeden Sonntag an dieser Stelle schreiben. Davon, was ich auf dem Weg von einer ungebundenen Frau zu einer Mutter erlebe. Und dann wollen wir doch mal sehen, ob sich wirklich alles ändert.

Liebesgrüße zum Muttertag

Noch ist mein Baby nicht auf der Welt, aber einiges hat sich schon verändert. Seit ich schwanger bin und das für andere zu sehen ist, stehe ich unter Beobachtung. Ja, nicht nur unter Beobachtung, ich werde auch bevormundet. Als Kind kennt man das Gefühl ja, aber als Erwachsener? Spätestens wenn man die Phase der Praktika, die sich scheinbar endlos aneinanderreihen, hinter sich hat, ist es normalerweise vorbei mit der Bevormundung. Dachte ich. Aber: weit gefehlt!

Neuerdings erklärt mir die Verkäuferin in der Wäscheabteilung, welchen BH ich zu tragen habe und welchen nicht, legt mir der freundliche Fahrrad-Reparateur ans Herz, mein altes Fahrrad auszusortieren, das Rennrad ohnehin im Keller zu lassen und ein neues Citybike zu kaufen – weil's sicherer ist für Mutter und Kind. Als ich vor einigen Wochen zu einer Reportagereise nach Kasachstan startete, sagten mir nicht nur Verwandte, dass das ja ganz schön mutig sei. Und schon jetzt erzählen mir Freunde, Bekannte und beinahe Unbekannte gerne, wie man das so macht mit der Kindererziehung. Dass man doch bitte nicht bei jedem Schrei zum Kind rennen solle, dass zu viel Vorsicht auch schade, aber Bio-Essen eben schon das Beste sei. Ob die Menschen, die diese als Ratschläge getarnten Anweisungen geben, selbst Kinder haben, spielt dabei übrigens keine Rolle. Eine Freundin – Mutter eines Siebenjährigen – sagte, Schwangere und junge Eltern seien gesellschaftliches Allgemeingut. Kinder zu erziehen ist sicherlich nicht einfach. Ratschläge von allen Seiten zu bekommen aber auch nicht.

Vor vielen Jahren habe ich meiner Mutter zum Muttertag einen kleinen Brief geschrieben, mehr einen Zettel, auf dem steht, dass ich sie liebe. Diesen Zettel hat meine Mutter eingerahmt, er steht in einem kleinen Regal im Wohnzimmer. Meine Mutter hat, glaube ich, ziemlich viel richtig gemacht. Ich hoffe, mir gelingt das auch. Vielleicht bekomme ich dann ja auch mal einen Zettel, auf dem mein Kind mir schreibt, dass es mich liebt. Falls es mir verziehen hat, dass ich es auf einem quietschenden, klappernden, 30 Jahre alten DDR-Fahrrad durch die Stadt gefahren habe.

Von wegen Zweisamkeit adé

In einer Sache sind sich alle einig, die uns Ratschläge geben: Bevor das Baby kommt, sollen wir uns Zeit für uns nehmen und in den Urlaub fahren. Sie deuten an: So wird es nie wieder sein, nehmt Abschied von eurer Zweisamkeit.

Urlaub machen, das ist ein Ratschlag, den mein Freund und ich gerne annehmen: Wir haben ein Häuschen in der Provence gemietet, verbringen die Tage am Strand und im Garten, genießen die Sonne und den Duft des Mittelmeers. Das geht auch schwanger sehr gut, wenngleich der Verzicht angesichts der guten Flasche Crémant, die der Vermieter für uns in den Kühlschrank gestellt hat, schwerer fällt als zu Hause.

Die Flasche erinnert mich an ein langes Wochenende, das ich mit meiner Freundin Sabine in Paris verbrachte. Sie war schwanger und wir auf der Suche nach alkoholfreiem Sekt. Die Verkäuferin im Supermarkt sah mich ratlos an. Sekt ja, ohne Alkohol – warum? Sie drückte mir einen sehr guten Crémant in die Hand und sagte: Meine Freundin solle eben nur ein Glas trinken. In Frankreich beginnt das andere Leben etwas später.

Und in der Provence fühlt es sich noch sehr weit weg an: Wenn mein Freund und ich morgens aufwachen, freuen wir uns, dass das Baby im Bauch strampelt. Und dass wir trotzdem liegenbleiben können. Am Strand gucken wir Paaren zu, die mit ihren Kindern im Sand spielen, ihre Kleinen auf den Schultern ins Wasser tragen. Wir sagen uns: In einem Jahr machen wir das vielleicht auch. Und freuen uns, dass wir gerade zu zweit auf dem Handtuch liegen und nach Hause gehen, wenn wir keine Lust mehr auf Sonne und Meer haben – und nicht, weil das Kleine ins Bett muss. Bei alldem habe ich einen Satz unserer Hebamme im Hinterkopf: Wenn das Kind da ist, werdet ihr von einem Liebespaar zu Eltern. Ich frage mich: Können wir nicht das eine werden, ohne das andere zu verlieren? Eltern werden und Liebespaar bleiben? Wollen Kinder nicht auch Eltern, die noch was anderes sind als nur Eltern? Wir haben uns vorgenommen, dass dieser Urlaub kein Abschied von unserer Zweisamkeit ist. Wir wollen auch in Zukunft Zeit für uns als Liebespaar haben. Und dann auch endlich wieder gemeinsam Crémant trinken.

Wenn die Leidenschaft abkühlt

Es ist nicht leicht, es sich einzugestehen, wenn Leidenschaft abkühlt. Bei mir ist das passiert, es kam ganz plötzlich: Als ich wusste, dass ich schwanger war, war sie weg. Dabei hatte ich sie so geliebt, die verrauchten, abgeranzten und versifften Eckkneipen. Ich komme aus München, da sagt man Boazn zu solchen Kneipen, und lautmalerisch trifft dieser Begriff meines Erachtens ganz hervorragend den Charakter dieser Lokale. Boazn – das klingt schon gemütlich und unkompliziert. Je kleiner und verrauchter, desto besser. Wie habe ich sie verachtet, diese glatten, austauschbaren Cocktailbars, in denen immer die gleichen Barhocker vor dem Tresen stehen, die gleichen kleinen Teelichter auf den Tischen und die Drinks alle so unglaublich kompliziert und doch so langweilig sind. Wie erfrischend dagegen die einfachen Kneipen: statt Teelichtern ein Aschenbecher auf dem Tisch, Getränkekarte gibt es nicht, denn was man trinkt ist eh klar: ein Bier. Wenn's was zu feiern gibt, ergänzt um einen Schnaps. Ich habe herrliche Erinnerungen an die Herrengedeck-Abende mit meinem Kumpel Basti.

Und jetzt ist es vorbei. Ja, ich geb's zu, einen kleinen Dämpfer bekam meine Leidenschaft schon vor zwei Jahren, als ich aufgehört habe zu rauchen. Aber sie war noch da, ein Feierabendbier reichte, um sie zu wecken, und schnell fühlte ich mich wieder pudelwohl bei Qualm, Billard und Bier. Nun gibt es kein Feierabendbier mehr, die Leidenschaft wird nicht mehr geweckt. Schwanger in die Raucherkneipe, das geht natürlich gar nicht. Welche verantwortungsvolle Mutter würde ihr ungeborenes Kind zum Passivraucher machen? Aber was wirklich schlimm ist: Inzwischen liebe ich lange Getränkekarten. Es gibt alkoholfreie Cocktails? Toll! Zwei Spalten voll mit verschiedenen Limosorten, am besten selbst gemacht, und Saftschorlen? Klasse! Und, ach was, sind das Smoothies auf der Karte? Ich glaube, ich träume.

Tja, so ändern sich die Perspektiven, so schnell bin ich ein anderer Mensch geworden. Aber unter uns: Ich hoffe, die alte Leidenschaft kehrt zurück. Vielleicht ist sie nicht ganz abgekühlt. Sondern nur verschüttet, unter einem Berg von Schwangerschaftshormonen.

Extremfall Wutanfall

Neulich bin ich mit dem Zug von Bremen nach München gefahren, und jetzt habe ich Angst. Von Hannover bis Kassel-Wilhelmshöhe - immerhin eine Stunde Fahrtzeit - hat ein kleines Mädchen beinahe ununterbrochen gebrüllt. Zuerst schrie sie, dass sie nach Hause wolle, irgendwann „nein, nein, nein“, schließlich war nur noch ein schrilles, hochfrequentes Kreischen quer durch den Waggon zu hören. Nach zehn Minuten schüttelten die ersten Fahrgäste die Köpfe und gaben ächzende Stöhngeräusche von sich, einige verließen ihren Platz und kamen nicht wieder, andere dozierten über kindliche Wutanfälle.

Ich hab die Kleine nicht gesehen, aber ich habe ihre Eltern gehört, wie sie mit ihr sprachen. Ruhig und entschlossen. Ruhig! Wie können sie bei dieser Brüllerei ruhig bleiben? Ich frage mich, ob ich das wohl auch könnte: So ruhig bleiben, bei dem Geschrei und den Kommentaren der Mitreisenden. Und komme zu dem Schluss: Nein, könnte ich nicht. Daher meine Angst: Wie sollen mein Freund und ich solche Situationen unbeschadet überstehen?

Es ist aber dies einer der Punkte beim Thema Schwangerschaft und Kinderkriegen, bei dem mir vor Veränderung nicht graut, sondern bei dem ich geradezu auf sie hoffe. Ich hoffe, dass mich das Mutterwerden so verändert, dass ich in der Lage sein werde, solche Situationen auszuhalten und souverän zu meistern. Ist es möglich, dass ich es in meinem anderen, zukünftigen Leben schaffe, die Kommentare der Menschen um mich herum einfach auszublenden? Dass junge Eltern die Eigenschaft besitzen, ihre Ohren abzuschalten?

Es wäre fantastisch. Und vielleicht gilt das dann nicht nur in Extremfällen wie einem kindlichen Wutanfall. Sondern auch in anderen Fällen, die ja viel häufiger sind: Wenn zum Beispiel die Dame im Viererabteil jedem neu Zugestiegenen erzählt, wie voll die Regionalbahn von Buxtehude nach Ichweißnichtwohin vor ein paar Tagen wieder war und dass sie nicht einmal zur Toilette konnte, so viele Menschen standen im Weg.

Wenn ich es mir so überlege – kann sich das mit dem Ohrenabschalten bitte jetzt schon ändern? Her mit dem anderen Leben, aber schnell!

Dumme Fragen

Vor ein paar Tagen war es wieder so weit: Ich hatte eine Frage. Es heißt ja immer, dumme Fragen gebe es nicht, aber das stimmt nicht. Es gibt sie. Ich wusste, dass meine in diese Kategorie fallen könnte. Trotzdem: Ich musste sie einfach stellen. Darf ich beim Wellness-Wochenende mit meiner Freundin das 45-Minuten-Traumbad machen oder nicht? In meinem Schwangerschaftsbuch steht, in den ersten drei Monaten solle man nicht länger als zehn Minuten in der Badewanne bleiben. Brav habe ich diesen Rat befolgt, habe mir einen Wecker neben die Wanne gestellt und bin nach zehn Minuten raus aus dem schönen Schaum.

Vor meiner Schwangerschaft wäre ich nie auf die Idee gekommen, so eine Frage zu stellen. Andere Menschen um Erlaubnis zu fragen, ob ich etwas, das nur mich betrifft, machen darf oder nicht. Ich habe mich auf meine Intuition verlassen.

Dumme Fragen scheinen in der Schwangerschaft dazuzugehören, zumindest lässt mich das die Schwangeren-App glauben, die ich auf meinem Smartphone habe. Die vergleicht die Größe meines Babys mit Obst- und Gemüsesorten – derzeit: schwer wie eine Honigmelone – und sie beantwortet absurde Fragen. Darf ich in der Schwangerschaft High Heels tragen? Kann ich Wände streichen? Und, mein Favorit: Darf ich als Schwangere Holz lackieren? Abgesehen davon, dass ich momentan nicht die geringste Lust verspüre, Holz zu lackieren: Wenn eine App solche Fragen aufgreift, muss es eine Menge Frauen geben, die diese gestellt haben. Woran liegt es, dass Schwangere so unsicher sind? Dass sie ihrem gesunden Menschenverstand nicht trauen, überall nach Hilfe suchen? Eine Hebamme mit 25 Jahren Erfahrung sagte mir, das sei nicht immer so gewesen. Sie erlebe die Frauen heute verunsicherter als zu Beginn ihrer Berufstätigkeit. Das 45-Minuten-Traumbad soll ich machen, sagt sie. Ich soll einfach auf meinen Körper hören. Wenn der sagt es reicht, dann reicht es. Ich freue mich auf mein Traumbad. Und ärgere mich über all die Male, in denen ich mir von einem Wecker habe vorschreiben lassen, wann ich die Badewanne verlasse.

Die Augen der anderen

Nur dass das klar ist: Ich mag meinen Babybauch. Was ich nicht mag, sind die Reaktionen manch anderer: glotzen, meinen Bauch anfassen, ohne zu fragen, und den Bauchumfang kommentieren. Und ja, das passiert ständig.

Mir begegnen immer wieder Menschen, deren Augen auf meinem Bauch hängenzubleiben scheinen. Überlegen sie, ob ich schwanger oder dick bin? So wie in der niederländischen Fernsehshow, die aber nach der Premiere schon wieder abgesetzt wurde. Sonst kann ich mir keinen Grund vorstellen, warum man einer Schwangeren so lange auf den Bauch glotzen müsste. Macht man bei Männern mit Bäuchen ja auch nicht.

Dann gibt es Leute, vor allem Frauen, die einfach zupacken. Sie kennen mich nicht, stehen vielleicht vor mir an der Kasse im Supermarkt. Ich sehe, wie sich ihr Blick auf den Bauch senkt, vielleicht sagen sie noch: „Darf ich mal" – und zack, bevor ich antworten kann, sind die Hände schon auf meinem Bauch. Ein komisches Gefühl, wenn man bis vor kurzem der Meinung war, dass man wildfremde Menschen nicht einfach so anfasst.

Andere, oft Männer, kommentieren gerne den Bauchumfang. Ich weiß nicht, wie oft ich mir schon anhören musste, dass sich in meinem Bauch doch sicherlich Zwillinge befänden, so groß wie der sei. Bei einer Freundin war es andersrum: Sie hatte in den Augen der anderen einen zu kleinen Bauch. Und ständig sagte ihr das irgendjemand, oft mit dem Zusatz: „Da stimmt doch was nicht."

An dieser Stelle möchte ich festhalten: Kommentare über ihren Bauchumfang braucht keine Schwangere. Sie wird so lückenlos überwacht, wie man sich das bei manch anderen wünschen würde. Jeder kann sich sicher sein: Wenn wirklich etwas nicht stimmt, dann wissen der betreuende Arzt und die Mutter das.

Wenn mir wieder jemand erzählt, ich würde Zwillinge ausbrüten, antworte ich inzwischen, dass mein Bauch völlig in Ordnung ist, so wie er ist und dass nicht nur Frauen, sondern auch Babybäuche unterschiedlich sind. Und dass der große Bauch zumindest die Fußpflegerinnen in meinem Umfeld glücklich macht. Denn Zehennägel lackieren kann ich nun nicht mehr selbst.

Fischsuppe statt Büffelmozzarella

Vergangene Woche habe ich darüber geschrieben, dass ich es komisch finde, wenn Menschen meinen Bauch anglotzen. Eine freundliche Leserin hat mir daraufhin geschrieben und mir von ihrer Schwangerschaft erzählt. 1975, schrieb sie, seien die Frauen auch sehr stolz auf ihre Bäuche gewesen. Sie hätten aber vor allem lose Kleidchen und Oberteile getragen. Wenn Leute glotzten, liege das wohl auch an der heutigen, engen Umstandsmode. Die habe sich geändert, während vieles andere gleich geblieben sei: Ungefragt gute Ratschläge habe sie auch bekommen, auch sie sei medizinisch gut versorgt gewesen und habe ihre Lebensgewohnheiten umgestellt.

Ich habe das Gefühl, das mit den Lebensgewohnheiten hat sich in den vergangenen Jahrzehnten gewandelt. Wenn ich mit meiner Mutter über meine Schwangerschaft spreche, wundert sie sich. Darüber, was ich alles nicht essen darf. Keine Salami, kein Rohmilchkäse, keine weichen Eier? Als sie schwanger war, gab es diese Regeln nicht, sagt sie.

Meine Mutter gab mir zu Beginn meiner Schwangerschaft ein Buch, das mein Vater und sie gekauft hatten, als ich auf dem Weg war. Es ist 1982 erschienen und zeigt Fotos von der Entstehung eines Babys im Mutterleib. Text gibt es auch, und der ist an vielen Stellen sehr aufschlussreich. Auf Seite 78 von 160 steht unter den Stichwörtern „Alkohol und Tabak“: „Alkohol ist in mäßigen Mengen erlaubt. Das Rauchen sollte man möglichst unterlassen.“ Das klingt mehr nach einem Vorschlag und ganz anders als der Aufkleber auf der Rückseite meines Mutterpasses, herausgegeben vom Bundesministerium für Ernährung, Landwirtschaft und Verbraucherschutz. Aus Sicht des Babys geschrieben, steht dort: „Alkohol und Tabakrauch sind pures Gift für mich. Auch kleine Mengen schaden mir.“

Einiges hat sich geändert, vielleicht nicht nur zum Schlechten. Auch wenn ich auf die Ansage der Kellnerin neulich gut hätte verzichten können. Als Vorspeise bestellte ich Büffelmozzarella mit Tomaten. Sie strahlte mich an und sagte: „Tut mir leid, das dürfen Sie nicht.“ Sie habe sich erkundigt, der Büffelmozzarella sei aus Rohmilch gemacht. Meine Mutter hätte sich gewundert. Ich habe dann einfach die Fischsuppe bestellt.

Hecheln oder Motorrad fahren

Das Image des Geburtsvorbereitungskurses ist, gelinde gesagt, nicht das beste. Ein Kollege sagte mir: Zeitverschwendung. Eine Kollegin warnte: Wenn sie den Film starten, hau ab. Mein Freund und ich hatten vor allem die Filmszenen im Kopf, in denen Pärchen hechelnd hintereinander auf Yogamatten sitzen.

Machen wollten wir den Kurs trotzdem, schließlich wollen wir ja bestmöglich vorbereitet sein auf das einzigartige Erlebnis der Entbindung. Sich ein Wochenende damit auseinanderzusetzen, sich Gedanken zu machen und mit anderen auszutauschen, so verkehrt kann das doch nicht sein, dachten wir. Außerdem machen das alle, und als werdende Eltern vergleicht man sich ja ständig, orientiert sich an dem, was andere machen – viel mehr, als ich mir das vorgestellt hatte. Und viel mehr, als es wahrscheinlich gut für einen ist.

Schon bei der Vorstellungsrunde wurde klar: Es könnte kompliziert werden. Die einen wollten jedes Detail erfahren und am besten eine Art Bedienungsanleitung bekommen. Die anderen wollten gar nicht so genau wissen, was da auf sie zukommt – das mache ihr nur Angst, sagte eine Frau. Da war der Kerl, der sagte, er habe überhaupt keine Lust auf den Kurs, wolle lieber Motorrad fahren. Er sei nur wegen seiner Frau hier. Da war der Vater, der sich von dem Kurs erhoffte, endlich eine Bindung zu dem Kind im Bauch seiner Frau aufzubauen. Und da waren die Profis: ein Pärchen, das schon sein zweites Kind erwartete.

Die Profis verrieten den genauen Geburtstermin nicht, sprachen von Ende August. Sie sagten das Geschlecht ihres Babys nicht – vielleicht, um sich Namensdebatten zu ersparen. Und der Mann sprach souverän und locker über die Geburt und erntete damit die Bewunderung der anderen Männer. Und seine Partnerin den Neid der anderen Frauen.

Eine Bedienungsanleitung haben wir nicht bekommen. Aber die Hebamme hat viel Gelassenheit vermittelt. Zeitverschwendung war der Kurs nicht, im Gegenteil. Das Fazit des Motorradfahrers: Nicht so schlimm wie gedacht. Einen Geburtsfilm mussten wir nicht angucken. Hecheln aber auch nicht, wie wir danach fast ein wenig enttäuscht feststellten.

Das Rätsel der Tränen

Neulich im Geburtsvorbereitungskurs hat die Hebamme uns Paare für eine Stunde getrennt: Wir Frauen sprachen über den Beckenboden, die Männer sollten sich darüber unterhalten, was sich in der Beziehung zu ihrer Partnerin mit der Schwangerschaft verändert hat, wie sich ihre Frauen verändert haben. Nach dem Gespräch sagte mein Freund, ich sei eine sehr unkomplizierte Schwangere, das habe er gemerkt, als er die Geschichten der anderen gehört habe. Mich freut es natürlich sehr, dass ich anscheinend so pflegeleicht bin, Männer haben in der Schwangerschaft ja außerordentlich viel durchzustehen. Sich dann auch noch um eine Schwangere zu kümmern, die vielleicht ein bisschen mehr schnarcht als vorher und etwas mehr Zuneigung und Aufmerksamkeit braucht – nein, wo kämen wir denn da hin!

Abgesehen davon bemerke ich an mir selbst Veränderungen, die ich merkwürdig finde, oder sagen wir mal, die mich zumindest überrascht haben. Zum Beispiel bin ich, seit ich von meiner Schwangerschaft weiß, eine nahezu vorbildliche Radfahrerin. Ich bleibe an roten Ampeln stehen, ohne auch nur darüber nachzudenken, es angesichts leerer Straßen vielleicht doch zu wagen ... Ich fahre langsamer, beachte die Vorfahrtsregeln und bleibe lieber stehen, als auf meinem Recht zu beharren. Ich bin schließlich nicht mehr nur für mich verantwortlich. Das ist eine Verhaltensänderung, die vermutlich sinnvoll ist.

Was ich nicht verstehe, ist, warum ich ständig Tränen in den Augen habe. Wenn in einem Film eine Frau oder ein Kind anfangen zu weinen, weine ich mit. Wenn ich nur einen Absatz über das Wunder Geburt, die Zeit danach oder die Intimität der Stillbeziehung zwischen Mutter und Kind lese, steigen mir Tränen in die Augen. Und das selbst wenn ich in der Arztpraxis liege, ans CTG angeschlossen, zwei Sensoren auf den Bauch geschnallt, einer für die Herztöne des Babys, der andere für die Wehen. Immerhin: Die Tränen trocknen meist schnell wieder. Und wenn nicht – na und? Selbst wenn ich in den letzten Tagen noch anfangen sollte, laut zu schnarchen und meinen Freund zu nerven: Ich trage immerhin neun Monate unser gemeinsames Kind in meinem Bauch – da wird man ja wohl mal ein bisschen kompliziert sein dürfen!

Im Kreischsaal

Viel kann er nicht tun. Ja, mir die Füße massieren, den Bauch einölen, mich beruhigen, wenn einer der vielen Werte, die im Laufe einer Schwangerschaft gemessen werden, dem Grenzwert nahekommt oder ihn sogar überschreitet, das schon. Aber sonst kann mein Freund während der Schwangerschaft wenig dafür tun, dass alles gut klappt. Aber bei der Entbindung, da kann er doch dann tatkräftig unterstützen. Oder? Eine Freundin hatte mir erzählt, ihr Partner habe ihr während der Geburt ihres Kindes sehr geholfen, habe sie gehalten und ihr Mut zugesprochen, es sei ein wunderschönes, gemeinsames Erlebnis gewesen.

Die Männer sind heutzutage ja meistens bei der Geburt dabei. In Ungarn, das las ich neulich in einer Zeitschrift, sollen sie in manchen Krankenhäusern sogar eine Urkunde für ihre erfolgreiche Anwesenheit im Kreißsaal bekommen. Ein Wort, das, wie mir eine Bekannte empört erzählte, vom mittelhochdeutschen Wort kreißen für „Wehen haben", „schreien" kommt. Unser Wort kreischen geht darauf zurück.

Kreischsaal, das klinge gar nicht schön, meinte sie. Das klinge so, als seien Frauen dort hysterisch. Und plädierte dafür, den Kreißsaal in Lebenssaal umzubenennen.

Vor Kurzem las ich ein Interview mit der Kulturanthropologin Cecilia Colloseus. Sie sagt, Männer prägten heute den Blick auf die Geburt eines Kindes. Die Öffentlichkeit interessiere sich mehr für ihre Augenzeugenberichte als für die Erlebnisberichte der Frauen. Und weil Männer ihre Frauen bei der Entbindung leiden sehen, werde eine Geburt immer mehr als riskante Angelegenheit betrachtet – obwohl in Deutschland Geburten heute so sicher sind wie noch nie. Einen positiven Aspekt sieht sie trotzdem: Wenn alles vorbei ist, sind Männer sehr stolz auf das, was ihre Frauen geschafft haben.

Das war der Partner meiner Freundin auch. Dass sie zwischendurch schrie, sie wolle nicht mehr, habe keine Lust mehr, sie habe es sich anders überlegt, sie wolle gar kein Kind – das hatte sie völlig verdrängt. Daran erinnerte er sie erst später wieder. Schade eigentlich. Der Bericht meiner Freundin hatte mir – so kurz vor der Entbindung – ohne diese männliche Ergänzung besser gefallen.

Das Geschäft mit der Vorfreude

Sechs Wochen Mutterschutz – vielleicht länger, das erste Kind bleibt ja oft ein paar Tage mehr im Bauch seiner Mutter, als es der errechnete Geburtstermin vorhersagt. So viel Zeit nachzudenken, Pläne zu schmieden, sich zu freuen. Manche nähen Babyhosen, andere stricken Schühchen, die nächsten tapezieren das Kinderzimmer. Aber in Handarbeiten war ich schon in der Grundschule schlecht, und Kinderzimmer tapezieren scheidet auch aus. Das Kleine wird erst einmal kein eigenes Zimmer haben, unsere Wohnung ist zu klein.

Was ich tun kann: alles vorbereiten für das Baby. Ein Nest bauen. Einkaufen. Ich lese Testberichte über die Rückenfreundlichkeit von Kinderwagen, die Strahlungswerte von Babyfones und beschäftige mich intensiv mit den Vor- und Nachteilen von Stoff- und Wegwerfwindeln. Dass ich viel Zeit in Babygeschäften verbringe, bleibt da nicht aus.

Ja, diese Wochen sind teuer, aber schließlich habe ich neun Monate nichts für guten Wein und feinen Käse ausgegeben, da kann ich dem Baby doch was gönnen. Oder? Ich weiß, mit werdenden Eltern lässt sich viel Geld verdienen, aus ihrer Vorfreude ein Geschäft machen. Mütter sind heute bei der Geburt ihres ersten Kindes älter als früher, und wer sich spät für Kinder entscheidet, hat wohl mehr Geld zur Verfügung als mit Mitte 20. Außerdem ist die Zukunft unsicher: Wer weiß, wie es dem Kleinen ergehen wird – da soll es zumindest am Anfang seines Lebens alles haben.

Dieses „alles“ sieht in Babygeschäften so aus: Lätzchen aus Plastik mit integrierter Auffangschale, für Mädchen in rosa und mit weißen Plastikperlen am Kragen, Milchpulverportionierer und Trinkhalm-Sets, ein Täschchen, in das zwei Schnuller passen – „für den dynamischen Babyalltag“. Während ich staunend vor dem Regal stehe, unterhält sich eine Mutter mit der Verkäuferin über Bouncer und Steps, über Sitzkissen für 34,99 Euro und das Baby-Set für 79 Euro. Ich habe keine Ahnung, wovon sie sprechen, aber beginne mich zu fragen: Brauchen wir das auch? Schnell kaufe ich einen Wickelbody und einen Schnuller – ohne Täschchen für den dynamischen Babyalltag – und verlasse den Laden. Bevor die „Alles-für-mein-Baby- Falle“ bei mir zuschnappt.

Im rosaroten Babyglück

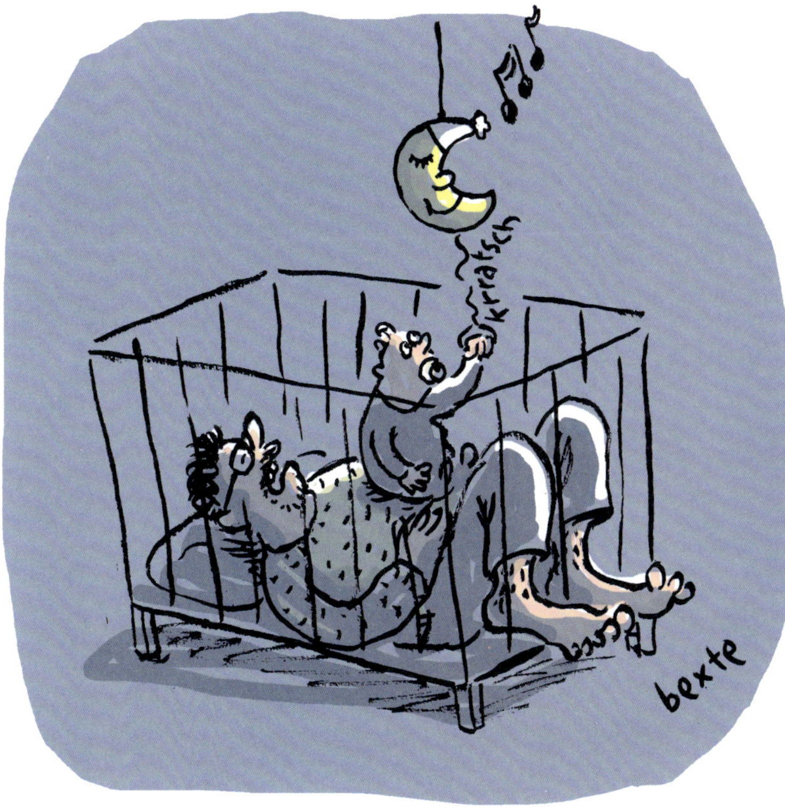
krratsch
bexte

Schon verzaubert

Sie ist da, und alles ist neu, bezaubernd, aufregend. Ein kleines Mädchen, wunderschön, mit blauen Augen und einem dichten dunklen Haarschopf, lebt nun bei uns. Wir sind auf einmal zu dritt, wir sind eine Familie. Und das fühlt sich gar nicht so seltsam an, wie ich gedacht hatte.

Als wir nach der Entbindung im Auto nach Hause fuhren, brachte mein Freund erst die Kleine nach oben in die Wohnung, dann kam er zurück und half mir die Treppen hoch. In diesen Minuten, in denen ich alleine im Auto saß, wurde es mir so richtig bewusst: Du hast gerade ein Kind zur Welt gebracht. Was für eine Erfahrung, was für ein Wunder. Niemand kann das für dich tun, du musst das alleine schaffen. Zu erleben, welche Kräfte in einem stecken, was der Körper aushält, das war eine unglaubliche Erfahrung. Solche Schmerzen, und dann so ein großes Glück.

Und nun ist sie bei uns und stellt den Alltag auf den Kopf: Wie schnell die Tage mit einem Neugeborenen vergehen! Einfach nur damit, das Kleine anzusehen, über seinen Schlaf zu wachen, sein Köpfchen zu streicheln, seine Hände zu berühren. Es zu stillen, es zu wickeln, es zu beruhigen. Oft nehmen wir uns etwas vor, und am Ende schaffen wir es nicht. Der Tag war einfach zu kurz.

Ja, es ist so, wie so viele gesagt haben: Alles andere um uns drei herum wird mit einem Mal so unwichtig, so nebensächlich. Diesem kleinen Wesen, das bei uns gelandet ist, soll es gut gehen – das ist das Wichtigste. Dass wir es da manchmal erst mittags schaffen, Zähne zu putzen, dass das eigene Essen kalt wird, weil die Kleine Hunger hat, dass die Nacht so oft unterbrochen ist, dass wir am Morgen manchmal gar nicht mehr wissen, wann wir eigentlich geschlafen haben – all das ist irgendwie egal. Das Schönste für mich ist es, die bedingungslose Liebe zu meinem Kind zu entdecken.

Ich bin schon jetzt verzaubert. Es ist unglaublich, dass ich einen kleinen Menschen, den ich gerade erst so richtig kennenlerne, so sehr lieben kann. Ohne dass die Kleine etwas dafür tut, einfach nur dadurch, dass sie da ist, so leise atmet, beschützt und versorgt werden will. Das sind dann wohl diese Muttergefühle, von denen immer alle sprechen.

Eine Welt voller Lärm

Ich liebe Großstädte. Der Trubel, die Geschäftigkeit, dass immer was los ist – großartig! Aber kann es sein, dass die Großstadt Bremen in den vergangenen Wochen lauter geworden ist? Haben Polizei und Feuerwehr ihre Sirenen drei Lautstärkestufen nach oben gedreht? Haben die Sportwagenbesitzer, die immer viel zu schnell die Straße entlangbrettern, die Auspuffe ihrer Wagen noch einmal getunt? Schreien die Kinder, die im Wartezimmer der HNO-Praxis herumtoben, lauter als andere Kinder?

Seit unsere Tochter auf der Welt ist, habe ich das Gefühl, die Welt um mich herum besteht nur noch aus Lärm. Aus Lärm, der mich zusammenzucken lässt, aus Lärm, vor dem ich meine Tochter schützen muss, aus Lärm, der ihren kleinen, empfindlichen und – wie der HNO-Arzt feststellte – sehr gut hörenden Ohren schaden könnte. Wir haben eine Weile gewartet, bis wir uns das erste Mal aus der Höhle unserer Wohnung gewagt haben – ein kurzer Spaziergang, unsere Lieblingsstraße entlangbummeln, ein Eis essen, so hatten wir uns das vorgestellt. Haben wir dann auch so gemacht, aber entspannend war das ehrlich gesagt nicht. Irgendwie ist alles zu viel: der quietschend bremsende Bus, die Zigarettenrauchwolken, der Radfahrer, der ohne Vorwarnung ganz dicht an uns vorbeifährt – ich habe das Gefühl, die Welt mit den völlig unverbrauchten Sinnen meiner Tochter wahrzunehmen.

Unsere Hebamme sagt, eine Geburt mache auch die Eltern durchlässig. Durchlässig, dieses Wort mag ich gerne, es ist das Gegenteil von abgehärtet. Es sagt, dass wir alle Sinneseindrücke im Moment viel intensiver wahrnehmen als noch vor wenigen Wochen. Wir sind empfindsam, auch weil wir unser Kind schützen müssen, jetzt, wo es draußen ist, raus aus dem warmen, gut gepolsterten Bauch.

Es ist ein schönes Gefühl, alles so stark zu empfinden – sogar die Sirenen der Feuerwehrautos. Es ist wie ein Neustart; eine Gelegenheit, all die Abgestumpftheit, die wir uns in unserer Gesellschaft mit den Jahren so aneignen, oft ja leider aneignen müssen, hinter sich zu lassen. Unseren Nachbarn allerdings wünsche ich ein wenig Abgestumpftheit – damit sie nicht jeden Schrei unserer Kleinen so überdeutlich wahrnehmen, wie wir es tun.

Glücksfall Hebamme

Eines schon mal vorweg: Das ist ein Loblied. Auf Frauen, die in ihrem Beruf ruhig bleiben müssen, trotz der vielen Verantwortung, die sie tragen, die Tag und Nacht erreichbar sein müssen, die ihre Arbeitszeit nicht planen können. Weil Babys sich eben nicht an errechnete Geburtstermine und statistische Durchschnittswerte zur Dauer einer Geburt halten. Das ist ein Loblied auf die Hebammen.

Wir sind so glücklich, dass wir sie haben: unsere Hebammen. Ein kleines Team betreut uns während der Schwangerschaft, bei der Geburt unserer Tochter und im Wochenbett. Wir treffen sie zu Gesprächen und Vorsorgeuntersuchungen, sie beraten uns, bei ihren Besuchen während des Wochenbetts beantworten sie Fragen über Fragen. Freundlich, geduldig und kompetent. Für uns ist ihre Hilfe sehr wertvoll, gerade weil die Großeltern unserer Tochter weit weg wohnen und wir auf deren Erfahrung nicht ständig zurückgreifen können.

Dass wir ein Hebammen-Team haben, das uns so gut betreut, ist ein Glücksfall, das weiß ich inzwischen. In Deutschland gibt es zu wenige Hebammen. Manche Paare suchen lange nach einer, manche umsonst. Denn viele geben ihren Beruf auf: zu hohe Beiträge zur Haftpflichtversicherung, mehr als 7000 Euro im Jahr, zu niedrige Vergütungssätze.

Ich war froh und glücklich, bei der Geburt meiner Tochter eine Hebamme bei mir zu haben, die mich kennt und die ich kenne. Eine, die ich dreimal anrufen konnte, als ich sicher war, jetzt ist es aber so weit, jetzt geht es bestimmt gleich los. Die dreimal bei uns zu Hause vorbeikam, sich alles anhörte, sich den Zettel ansah, auf dem mein Freund notiert hatte, wie oft die Wehen kommen und wie lange sie dauern. Die mich untersuchte und zweimal sagte: Ein bisschen Geduld müsse ich noch haben, wir seien erst ganz am Anfang. Eine Hebamme, der ich vertraue, die nur für mich da war und nicht zwischendurch zu einer anderen Schwangeren musste.

So eine Hebamme wünsche ich jeder Frau. Und es ist ein Skandal, dass es in einem reichen Land wie Deutschland wegen der schwierigen Arbeitsbedingungen für Hebammen ein Glücksfall ist, eine zu finden.

Post von Wolfgang Schäuble

Meine Tochter hat Post bekommen. Sie war noch keinen Monat alt, da kam der Brief, an sie adressiert, der Absender: das Bundeszentralamt für Steuern in Bonn. Angesprochen wird sie mit „sehr geehrte Dame, sehr geehrter Herr", obwohl dem Amt durchaus bekannt ist, dass sie weiblich ist, das steht ein paar Zeilen weiter. Ihr wird mitgeteilt, dass das Bundeszentralamt für Steuern ihr eine Identifikationsnummer zugeteilt hat und wie die lautet. Meine Tochter wird gebeten, das Schreiben aufzubewahren, denn: Die Nummer ist lebenslang gültig.

Lebenslang, ein großes Wort für ein Neugeborenes. Noch so klein, und schon beim Finanzamt gelistet, ohne ein freundliches „Willkommen auf der Welt" oder zumindest ein höfliches „Willkommen im Steuersystem der Bundesrepublik Deutschland". Auf der Rückseite des Schreibens steht, dass meine Tochter bereits mit der Geburt einkommensteuerpflichtig ist. Könnte ja sein, dass sie etwas erbt und dafür Kapitalerträge erhält.

Zunächst einmal ermöglicht diese Identifikationsnummer, dass wir Kindergeld für sie bekommen. Die Nummer ist ein Pflichtfeld auf dem Formular der Familienkasse, und das ist nur eines von vielen: Die Krankenkasse braucht eine Geburtsurkunde im Original, um eine Bestätigung für die Elterngeldstelle und den Arbeitgeber auszustellen, die Elterngeldstelle eine Bestätigung des Arbeitgebers über die Elternzeit, Angaben zur Krankenkasse – obwohl eine Bestätigung doch beigefügt ist – und natürlich eine Geburtsurkunde im Original. Die wiederum bekommt nur, wer alle Formulare des Standesamtes korrekt ausfüllt, und zwar gibt es da eines für den Vornamen und eines für den Nachnamen, obwohl auf beiden Formularen sowohl Vor- als auch Nachname einzutragen sind. Und, na klar, ohne Meldung beim Standesamt gibt es keine Steueridentifikationsnummer.

Die Bürokratie in Deutschland ist sprichwörtlich, aber dass sie nach dem natürlichsten Ereignis der Welt – zwei Menschen, die sich lieben, bekommen ein Kind – so vollumfänglich zuschlägt, überrascht mich zwar nicht, erschreckt mich aber doch. Ich bin froh, dass der Brief aus Bonn nicht der erste im Leben meiner Tochter war. Eine Freundin war mit ihren Glückwünschen schneller als Schäubles Amt mit seiner Steueridentifikationsnummer.

Tausche Lied gegen Lächeln

Sie ist wahrscheinlich der einzige Mensch auf der Welt, dem das so geht, aber meine Tochter liebt es, wenn ich singe. Ist sie knatschig und ich stimme „Yellow Submarine" an, hört sie auf zu quengeln und guckt mich aus ihren blauen Augen aufmerksam an. Auch „Lemon Tree" hört sie gerne in meiner Version, für meine Bemühungen bekam ich neulich sogar ein Lächeln geschenkt, ein guter Tausch, wie ich finde. Ihr Großvater hat es mit Verdi versucht, hatte damit aber wenig Glück. Vielleicht ist sie dafür noch zu jung.

Seit meine Tochter auf der Welt ist, hat das Singen wieder einen festen Platz in meinem Leben. Als ich klein war, hat mein Vater mit meinem Bruder und mir vor dem Zubettgehen gesungen. Auch bei den Hüttenabenden mit den Freunden meiner Eltern wurde gesungen, und ich liebte das sehr. Aber in den vergangenen Jahren hat das Singen für mich an Bedeutung verloren. Wenn ich gesungen habe, dann alleine, so dass es sicher niemand hören konnte. Meine Tochter hat das geändert. Denn mein Freund und ich haben schnell verstanden, dass sie besser einschläft wenn sie uns singen und summen hört.

Singen ist gesund, macht glücklich und sozial kompetent, das hört man immer wieder. Der französische Bildungsminister will, dass an Frankreichs Schulen mehr musiziert und gesungen wird. Das soll die kleinen Franzosen wieder zu besseren Schülern machen, las ich. Ob‘s klappt? Sicher ist: Spätestens die Kinder dieser Schüler werden die Reform zu schätzen wissen, wenn ihre Eltern ihnen ohne Scheu und schiefe Töne vorsingen. Mir hat mal jemand gesagt, singen könne jeder. Das kann sein, aber die Wahrheit ist auch: So ganz ohne Übung klingt es bei den meisten nicht so besonders. Mein Freund und ich summten deshalb in Gegenwart des anderen zunächst nur, dann haben wir unserer Tochter zuliebe die Hemmschwelle überschritten, inzwischen singen wir auch laut. Nächtelang summen meine Lippen „Der Mond ist aufgegangen“, bis ich selbst dabei einschlafe. Singt mein Freund, liege ich im Halbschlaf neben ihm und versuche zu erraten, welches Lied gerade dran ist. Ob Singen gesund und sozial kompetent macht, weiß ich nicht. Aber glücklich macht es.

Schreien im Duett

Babys schreien. Der Satz ist trivial, jeder weiß das, auch ich, auch schon im Leben vor meiner Tochter. Was ich nicht wusste: wie schrecklich das sein kann. Wenn sie schreit, weil sie Hunger hat, und wir laufen gerade quer über den Marktplatz, könnte ich mit ihr weinen, weil ich sie in dieser Minute nicht stillen kann. Ein Sessel vor dem Fahrstuhl bei Karstadt erscheint dann wie eine rettende Insel.

Noch schlimmer: Wenn ich nicht weiß, warum sie schreit. Am allerschlimmsten: solche Situationen plus Beobachter. Als unerfahrene Mutter belastet es mich ohnehin, wenn mein Kind schreit und ich ihm nicht helfen kann. Wenn dann noch jemand, sagen wir mal eine Schwiegermutter, die seit Kurzem Großmutter ist, daneben sitzt, setzt mich das zusätzlich unter Druck. Ich habe das Gefühl, beweisen zu müssen, dass ich mein Kind verstehe. Dass ich es lesen kann, wie man so sagt. Ich gebe alles, wiege, singe, streichle.

Und dieses Kind schreit einfach weiter. Und schreit. Und das wiederum weckt bei Großeltern und anderen den Ehrgeiz, es beruhigen zu wollen. Es spornt sie an, ihre Baby-Versteher-Fähigkeiten unter Beweis zu stellen. Oder zumindest Einschätzungen zur Lage abzugeben.

Auf den Arm nehmen und schaukeln, sagt die eine. Nicht schaukeln, da kann sie ja gar nicht schlafen, die andere. Bloß in Ruhe lassen, lass sie sich mal richtig ausschreien, verwöhnt sie nicht so. Sie weiß genau, sie muss nur ein bisschen schreien, dann nehmt ihr sie auf den Arm. Also ich hab meine Kinder immer auf den Bauch gelegt, bis sie so erschöpft waren, dass sie eingeschlafen sind. Probier doch mal den Fliegergriff, geht an die frische Luft, nein, Bauchschmerzen sind das nicht, so kleine Babys haben doch keine Bauchschmerzen. Vielleicht bekommt sie nicht genug zu essen? Und das ist dann der Moment, da würde ich am liebsten mitschreien. Im Duett mit meiner Tochter, schreien, bis alle fliehen, uns alleine lassen. Nur ihre Urgroßmutter darf bleiben. Sie blieb ruhig, als wir bei ihr waren und die Kleine nicht aufhörte zu schreien. Gab keine Tipps, lächelte die Kleine an und erzählte von ihrer Urlaubsreise. Fünf Kinder, acht Enkelkinder und sechs Ur-Enkelkinder, sagte sie. Und: Babys schreien eben. Und auf einmal war dieser triviale Satz unglaublich beruhigend.

Von Platon und Baldegund

Ob meine Tochter denn auch einen Namen habe, fragte mich neulich ein Leser. Hat sie, konnte ich ihn beruhigen. Aber leicht war es nicht, einen zu finden. Werdende Eltern sollen regelmäßig zwei Fragen beantworten: Wisst ihr was es wird? Und: Habt ihr schon einen Namen? Bald antwortete ich nur noch: Nein, mein Freund und ich können uns nicht einigen. Das hat mir in vielen Fällen Nachfragen erspart, und außerdem war es die Wahrheit. Wegen eines falschen Namens werden Kinder in der Schule schlechter benotet, das haben Studien gezeigt, Lehrer trauen Alexander mehr zu als Justin. Ein kindlicher Name kann im Berufsleben hinderlich sein, ein komplizierter Name nervt, wenn man ihn am Telefon jedes Mal buchstabieren muss. Eine Freundin erzählte mir, sie könne ihren Namen nicht leiden, habe sich immer einen anderen gewünscht. Was für eine Verantwortung, einen Namen für ein Kind auszuwählen, das man noch gar nicht kennt!

Weil alte Namen modern sind – vielleicht so sehr, dass irgendwann die kleinen Pauls und Emmas schlechtere Noten bekommen? – studierten mein Freund und ich ein Vornamenbuch aus dem Jahr 1982. Auf dem Buchrücken ein Zitat von Platon: „Die Namenserteilung ist kein gleichgültiges Anliegen und sollte nicht vom Zufall abhängig sein." Vielen Dank Platon, das hilft uns weiter. Wir fanden in dem Buch so interessante Namen wie Ambros (männlich) und Baldegund (weiblich) und suchten weiter. Auf langen Autofahrten lasen wir uns gegenseitig Online-Namenslisten vor, ich lud eine App aufs Smartphone, die Namen vorschlägt, die nach Meinung des Programmierers gut zum Nachnamen passen. Der Tiefpunkt auf der Suche nach einem Namen war wohl der Chat in meiner Familien-Whats-App-Gruppe, der sich über mehrere Stunden hinzog. Ich habe mich irgendwann ausgeschaltet, die anderen stritten weiter, welcher Vorname altbacken, welcher gewöhnlich und welcher zu alternativ sei. Unsere Tochter heißt übrigens Hannah. Wir haben das entschieden, als sie bei uns war, als wir sie gesehen haben. Und erst ein paar Tage später ist mir bewusst geworden, dass sie wahrscheinlich ihr Leben lang die gleiche Frage beantworten muss wie ich: mit „h" oder ohne „h"?

Party im Schlafzimmer

Dass sich etwas verändert hatte, war klar, als ich die Party neulich mit meinem schreienden Kind auf dem Arm im Schlafzimmer der Gastgeber verbrachte statt mit einem Glas Wein in der Hand in der Küche. Während die anderen Schweizer Käse aßen, versuchten mein Freund und ich, Hannah zu beruhigen, die in dem Moment angefangen hatte zu schreien, in dem wir die Wohnung unserer Freunde betreten hatten.

Es war ein Versuch, auf diese Party zu gehen. Mal rauskommen aus dem neuen Alltag, der sich noch seltsam anfühlt. Ein bisschen wie Ferien, nur ohne Ausschlafen. Mit Tagen, die aus Stillen, Windeln wechseln, über Bauchschmerzen nachdenken und Babykacke aus Wolle-Seide-Bodys herauswaschen bestehen. Alles ist ruhiger geworden, langsamer. Wenn ich vorher versucht habe, so viel wie möglich in einen Tag zu stopfen, dann weiß ich jetzt, nach ein paar Wochen mit Hannah: Das klappt nicht.

Ich würde nicht sagen, dass sich mein Leben bereits grundsätzlich verändert hat. Aber meine Erwartungen an bestimmte Dinge, die haben sich verändert. Haben sich angepasst. Mussten das, weil ich sonst ständig frustriert wäre, dass fast nichts mehr so klappt wie früher. Und vielleicht verhindert ja genau das, dass ich mein Leben wirklich ändern muss. Ein Tag an der Ostsee ist jetzt anders, kürzer, und er endet auch nicht mit einem Bier im Strandkorb. Aber es gibt ihn noch, und er ist immer noch schön. Theater oder Kino mit Hannah geht nicht, aber auf dem Sofa Filme gucken, das geht. Glücklicherweise hat die Fernbedienung ja eine Pause-Taste.

Bei der Party neulich wechselten wir uns ab, erst durfte mein Freund ein bisschen raus, Bier trinken und quatschen, dann ich. Nach zwei Stunden sind wir erschöpft gegangen, mit einem friedlich schlummernden Baby. Das Baby, für das die Party gegeben wurde, lag da übrigens immer noch tiefenentspannt bei einem Gast auf dem Arm. Für uns war die Party eine Lehre: dass unser Leben anders läuft. Dass ein Baby nicht alles mitmacht, was wir planen. Aber wir haben uns fest vorgenommen, dass es nicht die letzte Party war, auf die wir mit ihr gehen. Sonst wäre der erste Schritt zu einem anderen Leben getan – zu einem, das wir nicht wollen.

Hellblau-rosafarbene Babywelt

Wer denkt, die Welt sei bunt, täuscht sich. Sie ist hellblau-rosa, zumindest die Babywelt. Damit spiele ich nicht auf die eingeschränkte Farbwahrnehmung von Säuglingen an – die haben anscheinend eine Vorliebe für ein kräftiges Rot. Ich meine die Welt, in der sich Eltern bewegen, in der es Sonnenhüte und Kinderwagenketten zu kaufen gibt. Als ich einen Sonnenhut für Hannah kaufen wollte, stand ich in einem Babyfachgeschäft vor einer Wand voller Sonnenhüte. Alle waren rosa. Auch die Rückseite der Wand war voller Sonnenhüte. Alle hellblau. Klar, manche hatten Muster, aber im Grunde waren sie rosa oder hellblau. Und das gilt nicht nur für Sonnenhüte, sondern beinahe für das ganze Sortiment. Warum sollen Mädchen rosa Katzenpullis und Jungs blaue T-Shirts mit Autos tragen? Mal ganz abgesehen von der Frage, ob Autos in einer vom Klimawandel bedrohten Welt wirklich so eine tolle Sache sind, dass man sie unbedingt auf T-Shirts drucken muss: Warum gibt es nicht auch gelbe Sonnenhüte oder rote? Vermutlich bestimmt die Nachfrage das Angebot, vermutlich wollen die meisten Eltern rosa oder hellblau. Muss die Welt schon für Babys klar geteilt sein, in eine weibliche und eine männliche? Damit Kinder von Anfang an wissen, was sie zu mögen haben, wo ihr Platz ist? Von da ist es nicht mehr weit zu Geschlechterstereotypen und anerzogenen Rollenbildern. Und das können wir doch nicht wirklich wollen. Oder doch?

Zumindest bei den Kinderwagenketten fand ich nach einer Weile das, was ich suchte. Auch hier gab es viele mit rosa Glitzersternen und hellblauen Wolken. Aber ich fand auch eine mit bunten Holzkugeln. Genderneutral lautet das Stichwort. Leider, denn ich mag dieses Wort nicht besonders. Auf Kinderfotos trage ich oft grüne Strampler, mal einen rosa Pulli, mal einen blauen. Mein Sonnenhut war weiß. Genderneutral nannten meine Eltern das nicht, sie zogen mich einfach so an, wie es ihnen gefiel. Als meine Freundin Diana einen Schneeanzug für ihre Tochter suchte, wählte sie einen in hellen Grautönen, mit Sternchen. Die Verkäuferin fragte: „Soll ich Ihnen noch andere Sachen für Jungs zeigen?" Diana kaufte den Anzug. Im Winter wird Hannah ihn tragen. Er steht ihr gut. Genauso übrigens wie die Farbe hellblau.

Pumpen für die Freiheit

Als ich vor kurzem an einem Sonntagmorgen um sieben zum Bäcker radelte, sah ich einen jungen Mann und eine junge Frau auf ihren Rädern. Sie lachten, sahen müde und aufgekratzt aus, wie Menschen, die eine Nacht durchgetanzt und durchgequatscht haben. Ich sah sie und spürte die Sehnsucht in mir aufsteigen. Eine Nacht wegbleiben, ohne Rücksicht auf das, was am nächsten Tag ansteht, den Moment genießen, müde sein, weil man sich dafür entschieden hat, frei sein. Ach ja. Eine Nacht wegbleiben, das geht nicht mehr, seitdem es jemanden gibt, der von mir abhängig ist. Und müde bin ich an diesem Sonntagmorgen, nicht, weil ich entschieden habe durchzufeiern, sondern weil meine hungrige Tochter Hannah mich geweckt hat.

Freiheit, die findet für mich im Moment montags zwischen 16 und 19 Uhr statt und heißt Rückbildungskurs ohne Kind. Eine Mischung aus Gruppentherapie und Beckenbodengymnastik, und das ist gar nicht despektierlich gemeint. Ich genieße die Kursstunden, und ich genieße auch den Hin- und Rückweg auf dem Rad. Ich fahre besonders langsam und aufmerksam durch die Stadt und freue mich darüber, nur für mich zu sein.

Sie ist hart erkämpft, diese kleine Montagsfreiheit. Lange habe ich gepumpt dafür, und Muttermilch abzupumpen gehört zu den Dingen, von denen man erst weiß, wie nervig und anstrengend sie sind, wenn man es einmal selbst gemacht hat. Ich fühle mich dabei wie bei einer Prüfung, unter Leistungsdruck. Dabei hatte ich mir das so einfach vorgestellt: Sich etwas Unabhängigkeit bewahren, so verkaufen einem Ratgeber das Milchabpumpen. Es klang so unkompliziert, aber einer der ersten Sätze in der Gebrauchsanweisung der Milchpumpe machte mir klar: Es wird nicht leicht. „Sie können stolz auf sich sein, dass Sie die besondere Mühe auf sich nehmen, um Ihrem Kind eine ideale Ernährung zu ermöglichen“, steht da.

Ungebundenheit und Freiheit, das sind wichtige Werte für meine Generation, wahrscheinlich bekommen wir auch deswegen so spät Kinder – weil wir uns dazu durchringen müssen, die Freiheit aufzugeben. Zumindest temporär. Ich hatte mich bewusst für ein Kind entschieden. Dass mir die Freiheit fehlen würde, hatte ich nicht erwartet. Ich hatte aber auch nicht erwartet, dass es mich so glücklich macht, den Grund für meine temporäre Unfreiheit lächeln zu sehen.

Selbstoptimierte Supermamis

Manche Mütter haben's einfach drauf. Sie sind so wahnsinnig entspannt, haben so wahnsinnig entspannte Kinder, haben so eine wahnsinnig gute Zeit. Sie erzählen gerne von der Geburt ihres Kindes, die wunderschön war, und wenn es bei einer Frau schwierig war, dann ist sie selbst schuld. Das sei eine Einstellungssache, sagen die Supermamis. Wer Angst vor Problemen habe, der brauche sich nicht zu wundern, wenn es dann zu welchen komme.

Die Supermamis stillen total gerne – Muttermilch ist ja das Allerbeste für ein Kind! – und genießen jede Sekunde, natürlich auch nachts. Wobei – das ist ja gar nicht mehr nötig, denn ihr Baby schläft durch, schon seit es acht Wochen alt ist. Für Mütter, die ihr Baby mit dem Fläschchen füttern, haben sie nur Mitleid und Verachtung übrig. Eine andere Meinung akzeptieren sie nicht, ihr Weg ist der einzig richtige. Und selbstverständlich sind ihre Bäuche schon wieder so flach wie eh und je.

Eigentlich ist das kein Wunder. Wenn eine Gesellschaft intoleranter wird, viele Menschen immer weniger damit leben können, dass ihr Gegenüber eine andere Meinung, eine andere Einstellung hat, wenn fast alle lieber selbst reden als zuzuhören – warum sollten junge Mütter davon ausgenommen sein? Besser sein zu wollen als andere, ständig zu versuchen, sein Leben zu optimieren, sich bestmöglich zu inszenieren, in den sozialen Medien und vor anderen, das hört nicht auf mit der Geburt eines Kindes.

Eine Frau, die vorher erfolgreich im Job war, nebenbei am Wochenende noch mindestens einen Halbmarathon gelaufen ist und dabei noch superentspannt und ausgeglichen war, die hat eben auch den Anspruch, als Mutter alles perfekt zu machen. Will nicht nur Mutter sein, sondern eine Supermutter.

Meinetwegen kann das jede versuchen. Schade ist nur, dass die Supermamis den anderen das Gefühl geben, sich nicht genug Mühe zu geben, es nicht richtig zu machen, schlechte Mütter zu sein. Dabei gibt es doch, glaube ich, sehr viele Wege, eine gute Mutter zu sein.

Ich fühle mich auf jeden Fall deutlich besser, seitdem ich nicht mehr versuche, alles perfekt zu machen. Und so entspannt lassen sich auch die Supermamis leichter ertragen.

Arbeiten für Hannah

Es ist genau fünf Jahre her, da stand ich mit drei meiner engsten Freundinnen in einer Bar und wir diskutierten das Thema Kinder. Wir taten das auf einer sehr theoretischen Ebene: Keine von uns hatte ein Kind, keine war schwanger, keine hatte Pläne, diesen Zustand bald zu ändern. Eine meinte, sie könne sich gut vorstellen, eine Weile zu Hause zu bleiben, wenn sie mal ein Kind hat. Ich sagte, ich wollte dann so schnell wie möglich wieder arbeiten. Ein paar Monate zu Hause, dann das Kind in die Kita und ich zurück in den Beruf, den ich so liebe.

Warum hatte ich denn so lange studiert, warum so viele Praktika gemacht? Doch nicht, um daheim zu bleiben und Mutter zu sein. Nur Mutter zu sein. Und nun sitze ich zu Hause, mit einem mehrere Wochen alten Baby, und frage mich, wie ich dieses Kind überhaupt jemals weggeben soll. Wie ich es mehrere Stunden am Stück ohne meine Kleine aushalten soll. Ohne ihr Lachen, ihren neugierigen Blick, ohne mich jederzeit überzeugen zu können, dass sie alles hat, was sie braucht.

Meinen Beruf liebe ich immer noch, in manchen Momenten kann ich es kaum erwarten, wieder zu arbeiten. Aber inzwischen kann ich die besser verstehen, die ihr Glück darin gefunden haben, Mutter zu sein. Und zähle manchmal die Monate, die mir noch daheim mit Hannah bleiben.

Vor einigen Tagen sprach mich beim Einkaufen eine ältere Frau an. Guckte sich Hannah an, die im Kinderwagen schlief, riet mir, ihr schon bald Leberwurstschnittchen zu geben – Kinder brauchen das! – und fragte mich, ob ich sie schon im Kindergarten angemeldet hätte. Ich nahm an, sie wolle auf den Mangel an Kitaplätzen zu sprechen kommen und antwortete, dass ich das noch nicht getan habe, es aber vorhabe. Sie entgegnete, Mütter sollten frühestens nach ein paar Jahren wieder arbeiten, höchstens vier Stunden am Tag. In mir regte sich Widerstand. Ob sich Hannah auch noch so was anhören muss, wenn sie mal ein Kind bekommt? Frauen sollten wieder arbeiten, auch um das ihren Töchtern vorzuleben. Damit es normal wird. Ich weiß jetzt, dass es nicht leicht ist, Mutter zu sein. Aus der Formulierung „nur Mutter sein“ streiche ich das „nur“. Und geh trotzdem wieder arbeiten. Auch für Hannah.

Mehr Sitzplätze für Mütter

Es ist selten, aber es kommt vor, dass ich ohne Hannah unterwegs bin. Ich genieße diese Momente, fühle mich aber auch seltsam unvollständig. Es fehlt etwas, es fehlt dieses kleine Wesen, das seit Wochen meine Tage und Nächte bestimmt, das zurzeit mein Lebensinhalt ist. Wenn ich dann eine Mutter mit Baby sehe, fühle ich mich ihr nahe und lächele sie an. Dabei bin ich ja inkognito unterwegs, ich habe nach der Geburt nicht wie ein Burschenschaftler nach einem harten Duell einen Schmiss im Gesicht – die andere weiß nicht, dass ich eine Verbündete bin. Sie könnte es höchstens an den Augenringen und den Spuckflecken auf meinem T-Shirt erkennen.

Der US-amerikanische Psychiater Daniel Stern sagte, Mutter zu werden, sei eine der bedeutsamsten physischen und psychischen Veränderungen, die eine Frau jemals erfährt. Das glaube ich ihm gerne: Mir tun auf einmal meine Knie und meine Füße weh, vor allem morgens nach dem Aufstehen, ich habe oft Rückenschmerzen und wozu ein Beckenboden gut ist, weiß ich jetzt auch. Nur sieht man das und all die anderen Veränderungen von außen nicht. Als ich schwanger war, haben alle den Bauch gesehen, es war klar: Ich werde Mutter. Für mich hatte sich noch gar nicht viel verändert, und trotzdem wollten alle nur noch über das Baby mit mir reden, wusste jeder auf der Straße sofort, was mit mir los ist. Manche boten mir in der Bahn einen Sitzplatz an, ich bekam von lieben Menschen ein Lächeln, von weniger lieben blöde Blicke und von einer Frau im Schwimmbad sogar ein Kompliment für meinen Babybauch.

Inzwischen hat sich viel mehr verändert. Aber wenn ich ohne Hannah unterwegs bin, sieht das niemand. Irgendwie verrückt. Ein Vorteil, weil keiner mehr meinen Bauch anstarrt. Aber auch ein Nachteil, weil die Leute nicht mehr so rücksichtsvoll mit mir umgehen. Dabei brauchen Mütter kleiner Babys diese Rücksicht doch so dringend von anderen, von ihrem Baby können sie die nicht erwarten. Dem sind die Gelenkschmerzen der Mutter egal, es will herumgetragen werden, will im Kinderwagen spazieren fahren.

Also bitte: Wenn Sie eine Frau mit Augenringen und weißen Spuckflecken auf dem T-Shirt sehen, bieten Sie ihr einen Sitzplatz in der Bahn an, schenken Sie ihr ein Lächeln! Vielleicht ist sie gerade Mutter geworden. Ist insgeheim glücklich über den Moment ohne ihr Kind. Und könnte ihn mit einem Sitzplatz noch mehr genießen.

Klatschen und winken in Vollzeit

Jetzt bin ich dort, wo ich nie hinwollte. Und das ging erstaunlich schnell. Jede Woche sitze ich mit anderen Müttern in einem überheizten kleinen Raum, vor uns liegen unsere nackten Babys, und ich sehe mir mit leichtem Grusel von außen dabei zu, wie ich alberne Lieder von kleinen Schnecken und Nasenküsschen singe, dabei in die Hände klatsche und von Baby zu Baby winke. Mittendrin in der Welt der Frühförderung. Babymassage, Babyschwimmen, Delfi und Pekip, Babysingen, Kurse in Babyzeichensprache, Krabbelgruppen und Yoga mit Baby – junge Eltern könnten das erste Jahr mit ihrem Baby in Vollzeit an allen möglichen Kursen teilnehmen. Ich wollte mich diesem Zirkus eigentlich entziehen – Babyschwimmen okay, aber alles andere, ohne mich.

Dass das nicht geklappt hat, daran ist mein Freund schuld. Nachdem uns eine Freundin von ihrem Delfi-Kurs erzählt hatte, von den netten Eltern, die sie dort kennengelernt hatte und dem Spaß, den ihre Tochter hatte, meldete er Hannah an. Es war gar nicht leicht, einen Platz zu bekommen, Hannah war gerade mal einen Monat alt, aber wir waren schon spät dran. Der Wille zur Frühförderung ist, wie es scheint, recht ausgeprägt.

Der Plan war, dass wir abwechselnd zu dem Kurs gehen, andere Eltern kennenlernen und viel Zeit mit Hannah verbringen. Die erste Überraschung: An unserem Kurs nehmen nur Mütter teil. Wo sind denn nun all die Väter, die Elternzeit nehmen? Die zweite Überraschung: Unsere Kursleiterin fand die Idee, dass mein Freund und ich uns abwechseln, gar nicht gut. In dem Kurs werde gestillt, sagte sie. Obwohl die anderen Mütter nichts dagegen hatten, dass Hannah jedes zweite Mal von ihrem Vater begleitet wird, wollte die Kursleiterin das nur in absoluten Ausnahmefällen akzeptieren. So viel zur Gleichberechtigung. Meinem Freund ist die Lust vergangen. Er geht jetzt mit Hannah zum Babyschwimmen, dort ist er nicht der einzige Vater.

Warum ich immer noch in dem Kurs bin, obwohl ich doch nie hinwollte? Hannah macht es Spaß, sie lacht und gluckst beim Lied von der kleinen Schnecke. Und die anderen Mütter sind nett. Vielleicht wollten sie ja auch nie dorthin, wo wir nun alle gemeinsam klatschen und winken. Dann stehen wir es jetzt wenigstens gemeinsam durch.

Das erste Mal in der Notaufnahme

Eine Sache hatte ich mir fest vorgenommen, als ich mit meinem dicken Babybauch nachts manche Stunde wach lag: Ich werde keine hysterische Mutter sein. Keine dieser Spätgebärenden, die zur Helikoptermutter werden, in ständiger Sorge um ihr Kind nicht nur dieses und sich selbst, sondern auch ihre Umwelt in den Wahnsinn treiben. Und dann das: Als ich Hannah am Sonntag nach einem Spaziergang in den Arm nehme, sehe ich einen großen braunen Fleck in ihrem Auge.

Panik steigt in mir auf – ist das getrocknetes Blut und wenn ja, warum hat ihr Auge geblutet? Erleichterung, als ich feststelle, dass der braune Fleck sich bewegt, es ist ein Stück von einem trockenen Blatt, der Rest hängt in ihrem Pulli. Ich will das Blatt herauswischen, es klappt nicht, es verschwindet, und wieder: Panik. Was, wenn das Blatt hinter das Auge wandert, wenn es mit seinen harten Kanten ihr kleines Auge verletzt?

Hannah fängt an zu brüllen. Anruf beim Kinderärztlichen Notfalldienst. Ich versuche, einen abgeklärten Eindruck zu machen. Höre mich sagen, vielleicht könne das ja bis Montag warten. Obwohl ich eigentlich nur will, dass dieses Ding sofort aus ihrem Auge verschwindet. Die Frau am Telefon schickt uns ins Krankenhaus, und so lande ich an einem Sonntagnachmittag zum ersten Mal in meinem Leben in der Notaufnahme.

Das erste, was ich sehe, als ich den Kinderwagen durch die Tür schiebe, ist ein junger Mann in Lederhosen mit einem blutdurchtränkten Verband um den Kopf. Mir wird flau im Magen. Als Hannah in die Windel macht und ich sie auf den Wickeltisch in der Krankenhaustoilette lege, denke ich an Krankenhauskeime. Und als ich mit ihr den Gang entlanglaufe, vorbei an einer halb geöffneten Tür, auf der Schockraum steht, überlege ich, ob ein Aufenthalt in der Notaufnahme ein wenige Monate altes Baby traumatisieren kann. Hannah ist tapferer als ich. Ohne Murren lässt sie sich von dem jungen Arzt ins Auge gucken. Ob ich sicher sei, dass da noch was drin ist, fragt er. Er hält mich für hysterisch, denke ich. Ja, sage ich, ganz sicher. Dann entdeckt er es, schnell hat er es entfernt, Hannah weint nicht mal.

Bevor ich mich verabschiede, muss ich ihn einfach fragen: Finden Sie mich hysterisch? Nein, sagt er, so etwas müsse raus aus dem Auge. Puh, vom Arzt bestätigt: keine Helikoptermutter.

Die Ernüchterung

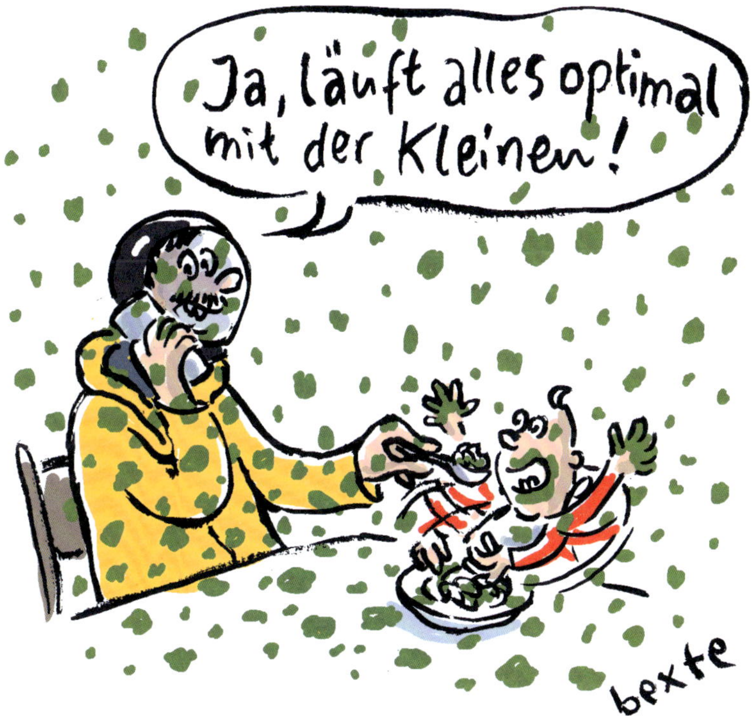
Ja, läuft alles optimal mit der Kleinen!
bexte

Von Babyfrust und Puddinglust

Ein Baby zu haben ist wundervoll. Ich liebe meine Hannah und würde sie für nichts in der Welt wieder hergeben. Aber manchmal nervt das viele Zuhause-Sein. Manchmal nervt der neue Alltag. Manchmal nervt sie.

Mein Vater erzählte mir schon während meiner Schwangerschaft, junge Eltern dürften auch mal sagen, dass mit Baby nicht alles super ist. Sie sollten sich ihre Gefühle eingestehen, sie äußern, bloß nicht in sich hineinfressen, das mache es für alle nur noch schlimmer. Neulich gab mir ein Bekannter wieder diesen Rat – interessanterweise sind es vor allem Männer, die dieses Thema aufbringen. Vielleicht sind sie besser als Mütter darin, Babyfrust zu äußern? Von denen erwarten ja alle glückseliges Dauerstrahlen, dass sie mit ihrer Mutterrolle ihre Erfüllung gefunden haben, an Negativem gesteht die Allgemeinheit den Frauen ausschließlich den Schlafmangel und somit die Müdigkeit zu.

Dabei gibt es so vieles, das nervt. Zum Beispiel dieser kleine Korb unten an unserem superschicken, wendigen und überteuerten Kinderwagen: Da wäre genug Platz, um Milchtüten, Kartoffeln und eine Packung Cornflakes zu transportieren – nur kommt man nicht ran, weil die Babywanne, in der Hannah liegt, vom Hersteller zu nah am Korb montiert ist.

Es nervt, für ein verlängertes Wochenende bei den Großeltern das Auto so voll beladen zu haben wie früher für einen dreiwöchigen Italienurlaub. Es nervt, im Auto hinten zu sitzen, weil das Baby dann ruhiger ist, und nicht mehr neben meinem Freund. Es nervt, keine Zeit zu zweit zu haben. Es nervt, so viel Zeit zu Hause zu verbringen, weil mir die schmutzigen Fenster jetzt erst so richtig auffallen. Und manchmal nervt auch Hannah. Zum Beispiel wenn sie anfängt zu schreien, wenn ich sie nur kurz auf ihre Krabbeldecke lege, um mal eben auf die Toilette zu gehen. Und ich nerve mich selbst damit, dass ich mit anderen Müttern nur noch über Babys spreche.

Mein Vater sagt auch, ich solle mein Kind genießen, es werde so schnell groß. Das tue ich fast immer. Für die anderen Momente gibt es glücklicherweise Schokoladenpudding und Vanillesauce. Das bekomme ich sogar in meinem Kinderwagenkorb unter.

Kaffee für die Mutter, Milch fürs Baby

Es ist fast zehn Jahre her, da saß ich mit meinem Kumpel Basti in einem Café in Freiburg, wo ich damals studierte. Ein paar Tische weiter gab eine Mutter ihrem Baby die Brust. Ich fragte „Kann die das nicht woanders machen?“ und rümpfte die Nase. Mein Kumpel entgegnete, wir seien im Café, um etwas zu essen und zu trinken, da könne der kleine Mensch das doch auch tun. Kaffee für die Mutter, Milch fürs Baby. Ich weiß noch, dass mich seine klare und so offensichtlich gesunde Einstellung zum Thema Stillen in der Öffentlichkeit sehr beeindruckte. Heute stille ich selbst im Café, wenn es sich so ergibt. Wo denn auch sonst – auf der Toilette? Wenn mein Baby Hunger hat, bekommt es etwas, im Museum, im Zug oder wo wir gerade sind. Stillen nach Bedarf heißt das, und es ist die empfohlene Art des Stillens. Derzeit – denn die Einstellung zum Stillen wandelt sich. Stillen, das Natürlichste der Welt, und trotzdem ein Reizthema: Wer kann stillen, wer will stillen, wo und wie oft? Hannahs Uroma und Oma erzählen, dass sie alle vier Stunden gestillt haben, daran wurde nicht gerüttelt, da konnte das Baby noch so schreien. Das war damals so, sagen sie.

In der Öffentlichkeit, vor fremden Menschen zu stillen, das konnte ich mir anfangs nicht vorstellen. Als ich verstand, dass das bedeuten würde, sehr viel Zeit zu Hause zu verbringen, nur kurz rauszugehen, immer die Uhr im Blick und den Gedanken im Kopf, wann meine Kleine wohl das nächste Mal trinken will, gewöhnte ich mich dran. Und ich habe bisher keine schlechte Erfahrung gemacht, habe keinen so dummen Kommentar gehört, wie ich ihn damals abgab. Oft werde ich freundlich angelächelt. Und dann wäre ich neulich fast rückfällig geworden. Eine Mutter mit ihrer vielleicht zwei Jahre alten Tochter, die Mutter setzte sich auf einen Stuhl, die Kleine kuschelte sich auf ihren Schoß und trank an der Brust ihrer Mutter. Was, so ein großes Kind und das wird immer noch gestillt? Ja, das fragte ich mich im ersten Moment, die Nase schon fast gerümpft. Doch inzwischen bin ich glücklicherweise etwas klüger als damals in Freiburg. Ich besann mich, guckte Mutter und Tochter zu, wie sie völlig zufrieden dasaßen. Und freute mich für sie.

Auf der Suche nach der Elternrolle

Hannah hat zu ihrer Geburt ein Bilderbuch geschenkt bekommen, es trägt den Titel „Vorher – Nachher“. Und sie liebt es, das Buch mit uns anzugucken. Auf dem ersten Vorher-Bild sind ein Mann und eine Frau zu sehen, die Frau hat einen dicken Bauch. Auf dem Nachher-Bild hat die Frau einen flachen Bauch und der Mann ein Baby auf dem Arm. Vorher ein Liebespaar, nachher ein Liebespaar mit Baby – auf der Suche nach der Elternrolle, das fällt mir dazu ein.

Eltern werden – unsere Hebamme hatte uns ja vorhergesagt, dass das Zeit brauchen werde. Und das tut es, immer noch. Mein Freund und ich suchen sie noch, unsere neuen Rollen. Wir sprechen oft mittels Hannah miteinander, sagen so was wie: „Soll der Papa dir jetzt mal die Windeln wechseln?“ oder „Die Mama bringt dich jetzt ins Bett.“ Wir kommen uns etwas albern dabei vor, lassen es aber auch nicht bleiben, vielleicht weil es uns dabei hilft, diese neuen Rollen zu verstehen: Wir sind jetzt nicht mehr nur Kathrin und Toni, wir sind jetzt auch Mama und Papa.

Eine Mutter weiß, was ihr Kind braucht, das sagt man oft so. Inzwischen weiß ich das wirklich in vielen Fällen, Hannah hat es mir beigebracht. Ich verstehe ihre Zeichen, wenn sie trinken will, wenn sie müde ist, wenn sie spielen will, wenn sie Ruhe braucht. Und mein Freund? Der versteht es nicht immer. Singt noch laut und lustig auf sie ein, während Hannah auf seinem Arm immer lauter brüllt, weil sie müde ist. Was tun? Ihm das Kind wegnehmen und ins Bett bringen – das ist eine Lösung, die aber nur für eine der drei Beteiligten befriedigend ist, nämlich für Hannah. Mein Freund fühlt sich als Vater nicht ernst genommen und ich bin früher oder später frustriert, dass ich als Mutter alles alleine machen muss. Vorsichtig darauf hinweisen, dass das Kind müde sein könnte? Stellt auch nur Hannah und mich zufrieden. Ihn einfach machen lassen? Verlangt Kraft von allen dreien, macht im besten Fall aber alle glücklich.

Jedes Paar muss seinen Weg finden, sagt unsere Hebamme. Mein Freund sagt, ich solle Vertrauen in ihn haben. Vertrauen in ihn als Vater – auch wenn ich ihn in dieser Rolle noch nicht lange kenne. Ich arbeite dran. Hannah ist da schon weiter, sie vertraut uns beiden. Sie kennt uns ja auch nur so: als Vater und Mutter.

Lektionen im Nichtstun

Seit Hannah da ist, weiß ich: Das Leben eines Kindes verläuft in Phasen. Als ich mich wunderte, warum Hannah sich nachts auf einmal alle ein bis zwei Stunden meldete, sagte ein Freund: Keine Sorge, das ist nur eine Phase, das geht vorbei. Und es ging vorüber. Als Hannah nicht mehr im Kinderwagen liegen, sondern nur noch in der Trage getragen werden wollte – eine Phase, sie ging vorüber. Es gibt Phasen, die es zu allgemeiner Bekanntheit gebracht haben, wie die Trotzphase oder die Fremdelphase. Und es gibt Phasen, die mir unbekannt waren, bis Hannah sie durchmachte. Wie die Kuschelschlafphase, in der Hannah derzeit steckt, insbesondere tagsüber.

Sie möchte gerne schlafen, kann das aber nur auf meinem Arm oder auf dem meines Freundes. Oft sitze ich mit ihr auf dem Sofa, wenn sie einschläft und manchmal habe ich daran gedacht, mein Buch zurecht zu legen, das ich dann – ganz vorsichtig und langsam die Seiten umblätternd – lese, während Hannah in meinen Armen schläft. Manchmal habe ich es aber auch vergessen, und dann sitze ich einfach nur da. Ich sitze auf dem Sofa, betrachte meine Tochter beim Schlafen und tue sonst nichts. Anfangs hat mich das nervös gemacht, dieses Nichtstun. Ich dachte an die Dinge, die ich erledigen wollte, während Hannah ihr Vormittags- oder Nachmittagsschläfchen macht. Fertigte im Geiste Listen an, tippte die vielen Whatsapp-Nachrichten, die seit Tagen anstanden, in Gedanken in mein Handy, das unerreichbar auf dem Esstisch lag. Versuchte aufzustehen und den Fernseher anzumachen, nur ganz leise, doch Hannah zuckte mit den Augenbrauen. Und ich ließ es bleiben.

Inzwischen bin ich dankbar für Hannahs Lektionen im Nichtstun, ich habe die Kuschelschlafphase lieben gelernt. Wenn ich so dasitze, mein schlafendes Kind im Arm, verlieren die Dinge, die ich mir vorgenommen hatte, ihre Dringlichkeit. Ja, ich könnte versuchen, Hannah ins Bettchen zu legen, langsam und vorsichtig, in der Tiefschlafphase, sodass sie es nicht merkt und weiterschläft. Aber wozu? Um die Spülmaschine auszuräumen? Das Bad zu putzen? E-Mails zu beantworten? Da gucke ich doch lieber diesem kleinen Wunder beim Schlafen zu.

Der Freund, der mir das mit den Phasen erzählte, sagte, dass alle Phasen vorüber gingen, auch die schönen, leider. Noch ein Grund mehr für mich, das Nichtstun mit meiner Tochter im Arm zu genießen.

Straßenbahn des Todes

Frei und flexibel war ich in meinem alten Leben als Fahrradfahrerin. Heute gehöre ich zu den Leuten, die im Weg sind. Ich bin nämlich jetzt Kinderwagenfahrerin, meine Umgebung ist ein Kinderwagenparcours. Erst jetzt fällt mir auf, wie schmal die Gänge im Supermarkt sind. Das Café ist gut besucht? Pech gehabt, Mama, dann gibt es den Kaffee eben nur zum Mitnehmen. Der Kinderwagen mit dem schlafenden Baby passt einfach nicht neben den Tisch, dann käme keiner mehr durch.

Ich weiß nicht, wie die viel zitierten Latte-Macchiato-Mütter im Prenzlauer Berg das machen, wenn sie mit ihren Babys Kaffee trinken gehen, aber das nur am Rande. Deutlich schwieriger ist die Situation nämlich woanders. Es gibt einen Song von Element of Crime, der heißt Straßenbahn des Todes. Ich mag das Lied sehr, fand den Titel aber immer ein wenig überzogen. Bis ich neulich mit ihr gefahren bin. An einem Mittwochnachmittag, der in einen Mittwochabend überging, aus der Stadt hin zum Stadtrand. Die Bahn war voller Menschen, auch dort, wo Platz für Kinderwagen ist. Wo das ist, erschließt sich für Nicht-Kinderwagenfahrer nicht unbedingt, weshalb sie einen oft verständnislos angucken, wenn man sie bittet, beiseite zu gehen, damit man dort parken kann. Um nicht noch mehr im Weg zu stehen.

Zusätzliche Schwierigkeitsstufe: Je nach Straßenbahntyp sind die Kinderwagenflächen an anderen Stellen der Bahn. Vorne ist meistens eine. Aber es nützt wenig, sich dort zu positionieren, denn oft stehen da schon zwei Kinderwagen oder ein Kinderwagen und ein Rollator, mehr passt nicht rein. Dann hat man wertvolle Zeit vergeudet, die einem beim Spurt zu einer anderen Tür fehlt, und mit viel Pech schließt der Straßenbahnfahrer die Türen, bevor man es geschafft hat, die Leute beiseite zu scheuchen und den Kinderwagen hineinzuheben. In der Zeitung war neulich eine Meldung, vier Frauen mit Kinderwagen stritten um den Stellplatz im Bus. Aus dem Streit wurde eine Prügelei, die Polizei rückte an, am Ende waren 13 Einsatzwagen vor Ort und drei Beamte verletzt. Das Thema ist durchaus ernst, das wusste Element of Crime schon früher. Ich kann es kaum erwarten, dass Hannah sitzen und ich mit ihr Fahrrad fahren kann.

Mütter, die auf Babys starren

Mein Freund hat mir verboten, beim Essen über den Inhalt von Hannahs Windeln zu sprechen. Nicht, dass ich das ständig thematisieren wollte, aber manchmal frage ich mich beim Frühstück schon, ob was in ihrer Windel war, als er sie gewickelt hat. Um zu wissen, worauf ich mich einstellen muss. Das ist es aber nicht, was man unter dem merkwürdigen Begriff Ausscheidungskommunikation versteht. Auch nicht die Diskussion in meiner Mütter-Whatsapp-Gruppe über Verdauungsprobleme unserer Babys. Sondern etwas, von dem ich bis vor kurzem noch nie gehört hatte.

Vor einer Weile erzählte mir mein Freund von Bekannten, die ihr Baby über die Toilette halten, statt ihm eine Windel anzuziehen. Ich lachte. Ein Baby ohne Windeln? Geht doch gar nicht. Dachte ich. Bis ich immer öfter das Wort „windelfrei“ hörte. Und dieses: Ausscheidungskommunikation. Das Baby gibt Signale, wenn es mal muss, so die Theorie. So wie es das ja auch tut, wenn es hungrig oder müde ist. Die Eltern nehmen dann das Kind, ziehen ihm die Windel aus und – Achtung, wieder ein Fachwort – halten es ab. Zum Beispiel über der Toilette.

Weil wir ja sonst nichts zu tun haben, weil wir es aus ökologischen Gründen gut fänden, weniger Windelmüll zu produzieren, und weil es gerade irgendwie in ist, dachten wir, wir probieren das mal. Hörten uns einen Vortrag an, bei dem ein werdender Vater eifrig mitschrieb, eine Mutter sich Sorgen machte, weil es ihr wenige Wochen altes Baby nicht so gerne mochte, abgehalten zu werden, und die Referentin erklärte, das alles solle vor allem Spaß machen. Tipp für die Anfänger: Das Baby nackig auf eine wasserdichte Unterlage legen und beobachten, wann sich etwas tut. Dafür solle man sich eineinhalb Stunden Zeit nehmen.

Ich kann sie mir gut vorstellen, die Mütter, die auf ihre nackten Babys starren, um bloß kein Signal zu verpassen. Wir haben auch gestarrt. Hannah hat es aber geschafft, ihren Hintern im entscheidenden Moment herumzuwerfen und nicht auf die Unterlage, sondern ins Bettlaken zu machen. Wir haben Baby und Bett trockengelegt und Hannah wieder eine Windel angezogen, sicher ist sicher.

Der Zauber kehrt zurück

Es gibt Menschen, die sagen, Kinder zu bekommen sei das größte Abenteuer überhaupt. Vielleicht, weil man – zumindest beim ersten Kind – nicht weiß, worauf man sich einlässt. Weil man das Risiko eingeht, dass der Traum von der Familie platzt. Vielleicht, weil man als Eltern plötzlich wieder Dinge zum ersten Mal macht: der erste Spaziergang mit dem Neugeborenen, das erste Mal mit dem Baby in den Urlaub fahren, das erste Mal so richtig Verantwortung für einen anderen Menschen übernehmen. Schon als ich schwanger war, freute ich mich auf ein ganz bestimmtes erstes Mal: auf das erste Weihnachtsfest mit meinem Kind.

An das Weihnachten meiner Kindheit erinnere ich mich gut, zumindest glaube ich das. An das Glöckchen, das klingelte, wenn das Christkind wieder davon geflogen war. Und daran, dass mir irgendwann auffiel, dass mein Vater zu diesem Zeitpunkt seltsamerweise immer auf der Toilette war. An den großen Weihnachtsbaum mit den Kerzen und den kleinen Holzfiguren und daran, dass ich in einem Jahr darauf bestand, einen großen Eimer Wasser daneben zu stellen, weil ich das in der Schule so gelernt hatte und meine Eltern mir das nicht ausreden konnten. An die Weihnachtslieder, die wir sangen, mein Vater spielte Gitarre. Daran, dass wir damit aufhörten, als meine Eltern sich trennten, weil man ohne die Gitarre auf einmal hörte, wie schief alle sangen. Seitdem lesen wir eine Geschichte vor, das ist auch schön. Das Weihnachten meiner Kindheit leuchtet orange-gelb, riecht nach Streichhölzern, klingt nach Blockflöte und Gitarre. Nur der Weihnachtsbaum wurde immer kleiner, je größer mein Bruder und ich wurden.

Hannah wird mit ihrem knappen halben Jahr noch nicht viel davon mitbekommen, dass Weihnachten ist. Wahrscheinlich wird sie begeistert die vielen Kerzen und Lichter betrachten, denn sie liebt alles was leuchtet. Wahrscheinlich wird sie ungeduldig werden, wenn die Großen so lange am Esstisch sitzen. Am meisten wird sie sich über das Geschenkpapier freuen, das so herrlich knistert. Wonach das Weihnachten ihrer Kindheit wohl riecht, wenn sie später daran zurückdenkt? Ich danke meinen Eltern dafür, dass sie das Weihnachtsfest für meinen Bruder und mich so randvoll mit Freude und Zauber und Wundern gefüllt haben. Mit Hannah kehrt der Zauber für mich zurück. Vielleicht auch für meine Eltern. Und mit ihr haben wir endlich wieder einen guten Grund, einen richtig großen Weihnachtsbaum zu kaufen.

Eine Bitte an die Mütter

Vor einem Jahr stand ich mit einer Flasche alkoholfreiem Sekt auf dem Balkon von Freunden. Wir stießen auf das neue Jahr an, von dem ich heute sagen kann, dass es eines der spannendsten meines Lebens war. Dieses Jahr werde ich mit zwei Freundinnen feiern, mit denen ich zur Schule gegangen bin: Sabine hat eine zweijährige Tochter, Susanne ist schwanger – eine aufregende Silvesternacht erwarten wir nicht, eher einen ruhigen Abend. Vermutlich werden wir viel über Kinder sprechen. Darüber, wie glücklich sie uns machen, darüber, wie wir sie zu Bett bringen, darüber, wie lange wir sie stillen.

Als ich schwanger war, hatte mich eine Freundin mit Kind fast in den Wahnsinn getrieben, weil sie mir alles, was ich mir mit meinem Baby so schön ausmalte, ausreden wollte: es im Tragetuch tragen, mit ihm zum Babyschwimmen gehen, es in Stoffwindeln wickeln. Ich war wütend, weil ich meine eigenen Erfahrungen machen wollte. Die hab ich gemacht, Hannah trägt bisher keine Stoffwindeln, aber das ist auch egal. In Gesprächen unter Müttern geht es ja vor allen Dingen darum abzuklopfen, ob man zueinander passt. Ob man eine ähnliche Einstellung dazu hat, wo ein Baby schlafen sollte – und ähnliche Erfahrungen, wo es dann tatsächlich schläft. Ob das Baby ohne Zucker aufwachsen soll, zumindest im ersten Jahr. Jede will beweisen, dass sie eine sehr gute Mutter ist. Fast jede ist überzeugt, dass sie alles richtig macht. Nur ist es eben so, dass jede es ein bisschen anders macht. Weil ja auch jedes Kind ein bisschen anders ist.

Ich würde mir wünschen, dass wir alle – und da nehme ich mich gar nicht aus – weniger schnell urteilen, mehr zuhören und nicht ständig versuchen, unserer Umwelt klarzumachen, dass unsere Art und Weise, mit einem Kind umzugehen, die einzig richtige ist. Es wird spannend sein zu sehen, ob wir drei Freundinnen auch beim Thema Kinder zusammenpassen. Oder ob wir zumindest tolerant genug sind, es zu akzeptieren, wenn eine von uns anders an die Dinge herangeht. Insofern wird dieses Silvester vielleicht doch sehr spannend.

Hilfe, ein Mamababy

Die Liebe eines Kindes zu erfahren, ist etwas Wunderbares. Das Wunderbare wird für mich allerdings ein wenig dadurch geschmälert, dass Hannah ihre Liebe in letzter Zeit ausschließlich mir schenken möchte. Liegt sie auf ihrer Krabbeldecke und reckt die Arme in die Höhe, darf sie zwar auch mal ihr Vater, ihre Oma oder ihr Opa hochheben, das eigentliche Ziel aber sind meine Arme. Hat Hannah es dann mit auffordernden Blicken, Quengeln oder lautem Brüllen auf meinen Arm geschafft, lacht sie, umarmt mich und gibt mir mit weit geöffnetem Mund Bussis. Wenn Hannah müde ist, ihr etwas weh tut, wenn ihr etwas unheimlich ist, dann will sie zur Mama. Und in fast allen anderen Situationen auch. Das war nicht immer so. Als sie ein Neugeborenes war, konnte ihr Papa sie am besten beruhigen. Eine Zeit lang ließ sie sich von Freunden und Verwandten aller Art durch die Gegend tragen, Hauptsache, es gab etwas zu sehen. Nun haben wir seit einigen Wochen ein Mamababy, das sich nur von mir ins Bett bringen lässt, das beim Essen bei mir sitzen will und das weint, wenn ich aus dem Raum gehe. Mein Freund ist frustriert – und ich auch.

Vor vielen Jahren habe ich in einer Berliner Kita als Aushilfe gearbeitet, und jeden Morgen spielte sich dort ein Drama ab. Eine Mutter brachte ihren Sohn. Der Junge lief freudestrahlend auf die anderen Kinder zu. Die Mutter wollte zum Abschied ein Bussi, das bekam sie. Und sie blieb so lange an der Tür stehen, winkte, schickte Luftküsschen, flötete Abschiedsworte, bis ihr Sohn weinte. Dann ging sie, ebenfalls weinend. So lief es jeden Morgen, es sah aus, als brauche sie die Tränen ihres Kindes, um beruhigt fortzugehen. Kaum war die Mutter weg, spielte der Junge vergnügt mit den anderen. Ob es bei mir auch so ist?

Will ich, dass Hannah mich so sehr braucht? Spürt sie das und ist deshalb gerade so anhänglich? Ja, ich fühle mich geehrt, dass meine Kleine so gerne bei mir ist. Aber nach ein paar Wochen Dauertragen und -trösten, nach vielen Mahlzeiten mit einem wild um sich greifenden Baby auf dem Schoß und einem in seiner Vaterehre gekränkten Freund gegenüber bin ich nun wirklich bereit, Hannahs Liebe zu teilen. Jetzt muss das nur noch Hannah verstehen.

Die Jagd nach dem besten Kitaplatz

Bei der ersten waren wir noch Anfänger. Folgten der Erzieherin durch Gruppenräume, Schlafräume und Badezimmer mit niedlicher Miniatur-Toilette, lauschten ihren mal mehr, mal weniger erhellenden Erläuterungen („am Nachmittag bieten wir verschiedene Angebote an"), sahen Kuschelecken und Bewegungsraum, nickten und steckten den Anmeldebogen ein. Hannah soll erst in einem halben Jahr in die Kita, auf der Jagd nach dem besten Platz sind wir schon jetzt: Im Januar wird angemeldet für den Herbst. Manche sind noch eher dran als wir: Eine Schwangere erkundigt sich, ob sie auch ein ungeborenes Kind anmelden kann.

Nachdem ich so oft vom Kitaplatz-Mangel gelesen und ab und an auch selbst darüber geschrieben habe, erfahre ich nun am eigenen Kind, wie er sich anfühlt. Immer wieder höre ich die Geschichte einer Familie aus der Neustadt, die einen Kitaplatz in Vegesack angeboten bekam. Ob Wahrheit oder hartnäckiges Gerücht, ich weiß es nicht.

Ich sehe aber das nervöse Flackern in den Augen der Eltern, die sich am Tag der offenen Tür durch die Kita schieben und vor dem Büro der Leiterin Schlange stehen, als sie hören, dass nur fünf Plätze frei werden. Kurz durchgezählt – nein, das wird nicht für alle reichen. Ich bekomme Kita-Adressen zugesteckt mit dem Hinweis: „Da kann meine Freundin ein gutes Wort für euch einlegen." Und ich frage mich, welche Strategie die richtige ist: die sehr beliebte Kita wählen, die auch mein Favorit ist, oder doch lieber die, in der wir den Platz sehr wahrscheinlich bekommen?

Wie wichtig ist einer Einjährigen der schöne Blick aus dem Fenster, und was bitteschön ist mit diesen bilingualen Kindergruppen? Gibt es die vor allem für die überambitionierten Eltern oder bringen sie den Kindern wirklich was? Natürlich wollen wir für Hannah die beste Kita, aber welche ist das? Die mit dem Bio-Essen? Die mit dem großen Spielplatz? Die mit den männlich-weiblichen Erzieherteams?

Wir haben vier Kitas in drei Tagen geschafft, ein weiterer Tag der offenen Tür steht noch aus. Inzwischen nicken wir wissend, wenn die Erzieher von Morgenkreis, Tageskind oder dem Berliner Modell sprechen. Wirklich schlauer sind wir immer noch nicht.

Mit Karottenbrei zur Gleichberechtigung

Mehrere Jahre führten mein Freund und ich eine gleichberechtigte Beziehung. Führten, Vergangenheit, denn im Moment tun wir es nicht. Es begann kurz nach der Geburt, Freunde waren zu Besuch, danach wollten sie in die Kneipe, Bier trinken. Mit Hannah auf dem Arm lehnte ich ab, mein Freund zögerte und ging schließlich mit, auch weil ich sagte, er könne ruhig gehen: Es reicht ja, wenn einer zu Hause bleibt. Hannah und ich haben den Abend auf dem Sofa verbracht, sie schlief auf meinem Arm, ich las und schlief auch bald. Ich wollte gar nicht in die Kneipe, genoss die Ruhe und die Zeit mit meiner Kleinen.

Nach ein paar Wochen fuhr mein Freund für zwei Tage auf ein Festival. Etwas Auszeit vom Vater-Dasein? Kein Problem.

Und ich? Wenn ich Freunde treffe, ist Hannah meist dabei, turnt auf meinem Schoß oder auf dem Sofa herum und bestimmt schon mal mit lautstarkem Protest, wann das Treffen endet. Wenn ich ohne Hannah unterwegs sein möchte, muss das geplant werden, damit die Milchvorräte im Gefrierfach ausreichen. Mein Freund nimmt sich viel Zeit für seine Tochter, er wickelt sie und spielt mit ihr, trägt Hannah herum und steht öfter als ich morgens zu verrückten Zeiten auf, wenn sie partout nicht mehr schlafen will. Nachts bin trotzdem ich zuständig, mein Freund gibt nun mal keine Milch, und trösten darf dann auch nur ich. Gleichberechtigung ist irgendwie leichter ohne Kind.

Manchmal höre oder lese ich von Paaren, die sich alles teilen, so richtig, halbe-halbe. Bewundernswert, denke ich. Und frage mich, warum wir das nicht machen. Weil es uns zu kompliziert ist? Gut möglich. Vielleicht aber auch, weil wir uns vor Hannahs Geburt über vieles Gedanken gemacht haben, aber nicht über klassische Geschlechterrollen. Nach der Geburt war es uns wichtig, dass Hannah die Liebe und Nähe bekommt, die sie braucht; dass mein Freund und ich gute, aufmerksame Eltern werden und trotzdem ein Liebespaar bleiben. Die Gleichberechtigung ist bei all dem irgendwie abhandengekommen, ohne dass wir das wollten. Und nun? Ruhen unsere Hoffnungen auf Karottenbrei. Vielleicht hilft der uns aus unserer selbst verschuldeten Ungleichberechtigung.

Wenn die Nacht nicht enden will

Nein, sie schläft noch nicht durch. Sie ist sogar, wie ich neulich der Verkäuferin im Fischgeschäft auf ihre Frage antwortete, weit davon entfernt. Ich kann mich noch gut an meine letzten Schwangerschaftswochen erinnern, als der Bauch so groß war, dass das Liegen – egal auf welcher Seite – unbequem war. Als ich eines Nachts wach lag, dachte ich: Nur noch ein paar Wochen. Müde wie ich war, brauchte ich ein paar Sekunden, bis ich realisierte: Nein, das mit dem Schlafen wird wohl erst einmal nicht besser werden, wenn dein Kind auf der Welt ist. Da bekam ich ein wenig Angst.

Ob das Baby schon durchschläft, fragen Außenstehende gerne – ich vermute aus Schadenfreude, ich wüsste nicht, warum sonst. Schlafmangel, das ist ja das, was alle prophezeien, das ist das, worüber die meisten jungen, mit Augenringen gezeichneten Eltern klagen. Ich fand das immer übertrieben. So schlimm kann das doch nicht werden, dachte ich. Und denke das eigentlich noch immer: So schlimm ist es nicht. Weil ich im Moment nicht arbeite und nachmittags mit Hannah auf dem Sofa nachschlafen kann. Weil es meistens egal ist, wann ich aufstehe und wie lange ich im Schlafanzug herumlaufe. Ja, ich bin oft müde; ja, ich sehe kaum einen Film zu Ende und lasse mir morgens beim Frühstück von meinem Freund erzählen, wie es weiterging; ja, am liebsten würde ich manchmal um sieben Uhr abends mit Hannah schlafen gehen. Und manchmal tue ich das auch, so ist das eben.

Es gibt aber Nächte, die sind schlimm. Die Nächte vor dem Morgen, an dem ihr erstes kleines Zähnchen hervorlugte. Die nach dem Impfen oder die, in denen Hannah aus irgendwelchen Gründen nicht alle drei oder vier Stunden trinken will, sondern alle zwei Stunden oder sogar jede Stunde. Und ich dann auf die Uhr gucke, sehe dass es erst zwei Uhr nachts ist; den Tag herbeisehne, damit es aufhört, dieses einnicken, geweckt werden, einnicken, geweckt werden. Na ja, denke ich, noch ein paar Wochen, vielleicht noch ein paar Monate. Irgendwann wird sie es gelernt haben, zu schlafen. Bis mir Sabine, Mutter einer Zweijährigen, neulich abends schrieb: Sie schaffe es nicht mehr zu telefonieren, sie sei total müde, sie gehe gleich schlafen: Ihre Tochter bekomme gerade die Backenzähne.

Von Handy-Eltern und Selfie-Babys

Mütter und Väter sind ja an allem schuld. Egal ob Beziehungsunfähigkeit des erwachsen gewordenen Kindes, psychische Störungen, übersteigertes Selbstwertgefühl – zu allem gibt es Bücher und Studien, und die lassen eigentlich nur einen Schluss zu: Eltern können es kaum richtig machen. Das gilt insbesondere, wenn sie ein Smartphone besitzen. Setzen sie ihr Baby in Fahrtrichtung blickend in den Kinderwagen, tun sie das nicht etwa, weil das Kind neugierig ist, sondern vermutlich nur, um bei der Handynutzung nicht vom Kind gestört zu werden, mutmaßte vor einigen Wochen eine Diplom-Pädagogin auf Deutschlandfunk Kultur. Sie schieben ihr Kind sozusagen unbegleitet in eine reizüberflutete Welt, ein schier unverantwortlicher Akt, die Folgen: Bindungsstörungen und ADS. Die „Bild" titelte am Sonntag neben dem Foto einer Kinderwagen schiebenden Mutter, die auf ihr Handy blickt: „Keine Hand fürs Kind, kein Blick fürs Baby – wie Handy-Eltern der Psyche ihrer Kinder schaden."

Klar, nicht nur Erwachsene, auch Babys sind fasziniert von diesem leuchtenden Display, auch Hannah war das von Anfang an. Woraufhin ich meinem Freund und mir Handyverbot in Anwesenheit unserer Tochter erteilt habe. Dieses Verbot wurde inzwischen jedoch wieder gelockert. Weil es schwierig ist, sich gegenseitig zu erreichen oder Kontakt zur Außenwelt zu halten, wenn man sein Handy nur im Badezimmer benutzen darf. Und irgendwie gehört es doch zum Alltag. Vielleicht verliert es ja den Reiz, wenn Hannah merkt, dass ein Handy ein normaler Gegenstand ist, so wie die Bücher, die wir lesen, oder die Gläser, aus denen wir trinken?

Eine Freundin erzählte mir, ihre Tochter höre auf zu quengeln, wenn sie ein Selfie mit ihr mache. Super Idee, denke ich, und es funktioniert! Hannah ist vernarrt in das Baby auf dem Handydisplay. Doch mein Hirn, das von vielen Seiten damit konfrontiert wird, was Eltern nicht oder anders machen sollen, ist von Expertenmeinungen verunsichert. Es hört nicht mehr aufs Bauchgefühl und fragt: Könnte es sein, dass Kinder von Eltern, die häufig mit ihnen Selfies machen, eine narzisstische Persönlichkeit entwickeln? Ich bin sicher, dazu gibt es eine Studie.

Die Welt des Erdbohrerfahrers

Als Kind war ich mir ganz sicher: Meine Eltern sind die klügsten Menschen auf der ganzen Welt. Wie sonst konnte es sein, dass mein Vater mir, wenn wir am Wochenende im Wald spazieren gingen, den Namen jedes Baumes, jeder Pflanze und jedes noch so kleinen Tieres nennen konnte? Dass er mir Sternbilder zeigte, die Namen der Planeten beibrachte und ein nicht enden wollendes Repertoire an Witzen zu erzählen hatte? Es ist wahrscheinlich ein wichtiger Schritt auf dem Weg zum Erwachsensein: festzustellen und aushalten zu können, dass die eigenen Eltern nicht alles wissen. Aber ehe Kinder das verstehen, müssen eine ganze Reihe Fragen beantwortet werden.

Vor ein paar Tagen saßen ein etwa vier Jahre alter Junge und seine Mutter neben mir im Zug. Wir fuhren an einer riesigen Baustelle vorbei, der Junge zeigte auf eine Maschine und wollte wissen, was das ist. „Ein Erdbohrer", sagte seine Mutter. „Warum macht der nichts?" „Weil der Erdbohrerfahrer nicht arbeitet." „Warum?", fragte der Junge. Die Mutter erzählte, der wolle bei seinen Kindern sein, und fand in der nächsten halben Stunde auf jedes „Warum?" und auch auf jedes „Und dann?" ihres Sohnes eine Antwort. Hannah schlief, und ich verfolgte fasziniert die Geschichten, die diese Mutter anschließend auch noch über Schneepflüge, Schneefräsen und Unimogs zu erzählen wusste. Ganz bestimmt ist dieser Junge überzeugt, die schlaueste Mutter der Welt zu haben.

Ob Maschinen wohl ihr Fachgebiet sind? Oder hat sie sich dieses Wissen angelesen, als klar war, dass sich ihr Sohn dafür interessiert? Und wenn ja, was mache ich, wenn Hannah sich, sagen wir mal, für die Frachtschifffahrt interessiert?

Kinder finden ja nicht immer das gleiche spannend wie ihre Eltern. Der Sohn einer Freundin, die überzeugte Fahrradfahrerin ist, ist Autofan. Geht er eine Straße herunter, soll seine Mutter ihm die Marke jedes einzelnen geparkten Autos nennen. Bald bin ich dran, meiner Kleinen die Welt zu erklären. Und, wenn möglich, ohne zu viel davon frei zu erfinden. Ich hoffe, ich bin gewappnet. Zumindest die Sache mit den Tier- und Pflanzennamen hoffe ich dem glücklichen Großvater überlassen zu können.

Wer schreit, gewinnt

Nichts ist Müttern wichtiger, als dass es ihrem Kind gut geht. Das sagt man so, und ja, so ist es. Meine eigenen Bedürfnisse zählen deutlich weniger, seit es Hannah gibt. Haben wir beide Hunger, darf sie zuerst essen, für mich gibt's erst mal nur nen Keks, denn: Wer schreit, gewinnt. Ist ihr kalt, wickle ich meinen Schal um sie, will sie getragen werden und ich müde auf dem Sofa liegen, spazieren wir in der Wohnung auf und ab. Das Baby bringt mich dazu zu verdrängen, dass ich eigene Bedürfnisse habe. Und wenn Hannah am Ende des Tages friedlich in ihrem Bettchen schlummert, dann sitz ich manchmal auf dem Sofa rum und weiß gar nicht so recht, was ich eigentlich in meiner babyfreien Zeit machen möchte. Nicht dass mir nichts einfiele – aber das Umschalten dauert manchmal ein bisschen; in den Modus, in dem meine Bedürfnisse wieder zählen.

Dass mein Tag so angefüllt damit ist, die Bedürfnisse von Hannah zu erfüllen, damit hatte ich nicht gerechnet. Wir hatten zwar im Geburtsvorbereitungskurs Diagramme gemalt, wie unser Tag im Moment abläuft und wie er mit Baby aussehen würde. Aber selbst zu erleben, wie viele Stunden es braucht, bis ein Baby satt, sauber und zufrieden ist, das ist dann doch noch mal was anderes. Alle reden ja über bedürfnisorientiertes Erziehen: das Kind tragen, lange stillen, nah bei ihm schlafen. Mach ich gerne, aber was ist mit meinen Bedürfnissen? Ich würde wirklich sehr gerne wieder mehr Yoga machen – notfalls auch diese langweiligen Rückbildungsübungen – und meine Fingernägel habe ich nicht mehr lackiert, seit Hannah auf der Welt ist. Der Bücherstapel neben dem Bett wächst auch. Man kann das bedauern, kann darüber schimpfen, dass man sein Leben aufgibt, sich selbst vernachlässigt wegen seines Kindes. Andererseits: Ich habe bisher mein ganzes Leben fast nur an mich gedacht, habe gemacht, was ich wollte und was mir gut tat. So schlimm ist es eigentlich auch nicht, wenn das jetzt mal anders ist. Schwierig wird es nur, wenn mir Freunde ohne Kinder erzählen, dass man es nicht zulassen darf, dass das Kind das ganze Leben bestimmt. Aber vielleicht bekommen die ja auch mal Kinder und können mir dann zeigen, wie das geht.

Ankommen im neuen Alltag

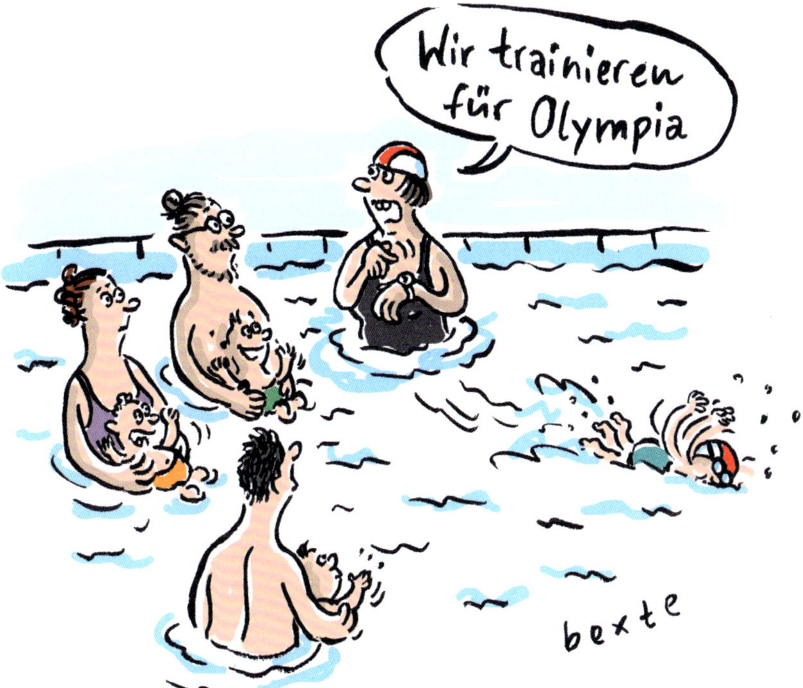

Beim Babyschwimmkurs

Die Ehe für alle anderen

Als ich schwanger war und mein Freund und ich allen davon erzählten, fragte Tonis jüngerer Bruder mit einem leicht spöttischen Unterton: „Und, heiratet ihr jetzt auch?“ Ich verwies auf die Statistik, wonach inzwischen jedes dritte Baby in Deutschland Eltern hat, die nicht verheiratet sind. Als Kind geschiedener Eltern war die Ehe für mich nie ein Glück versprechendes Modell. Nichts, was ich anstrebte. Eher etwas, das mir gleichgültig war. Die Traumhochzeiten meiner Freunde betrachtete ich leicht amüsiert und registrierte mit Staunen, dass ein Ehegelübde wohl umso wertvoller ist, je weiter entfernt es gegeben wird.

Gardasee, Sofia, Bali – vielleicht führt uns die nächste Hochzeit nach Kamtschatka. Weil wir nicht verheiratet sind, mussten mein Freund und ich zum Jugendamt: Vaterschaftsanerkennung und geteiltes Sorgerecht, zwei Dokumente, wir fühlten uns ein bisschen feierlich, als wir sie unterschrieben. Es ist möglich, ein Kind zu haben und für es zu sorgen, ohne verheiratet zu sein. Und es ist gesellschaftliche Realität. Dennoch spricht andauernd jemand von meinem Mann. Seit Hannah auf der Welt ist, haben wir sozusagen eine Ehe für alle anderen. „Ihr Mann hat schon bezahlt“, heißt es im Café. Die Verkäuferin im Babyladen nennt Toni so, die Leiterin des Babyschwimmkurses sowieso. Schon klar, als wir Hannah noch nicht hatten, waren wir nicht im Babyschwimmkurs. Aber es kam auch in keiner anderen Situation vor, dass jemand einfach so davon ausging, wir seien verheiratet.

Anfangs habe ich noch protestiert, weil es nicht stimmt. Inzwischen habe ich das aufgegeben. Irgendwie ist er ja mein Mann und ich bin seine Frau, egal ob wir einen Ring am Finger tragen oder nicht. Und es gab sogar eine Situation, in der ich vorgab, verheiratet zu sein. Als ich mit Babybauch auf Rechercheereise nach Kasachstan flog, kaufte ich mir vorher einen Ring, der wie ein Ehering aussieht, um keine dummen Fragen beantworten zu müssen. Ich kam mir blöd vor, aber als die Verkäuferin fragte, wonach ich suche, erklärte ich ihr die Situation. Sie lachte und sagte: Ja, sie habe das gleiche gemacht, als sie schwanger zu ihrer Verwandtschaft gefahren sei. Die Gesellschaft ist wohl noch nicht so weit wie die Wirklichkeit.

Überlebensprogramm für Babys

Manchmal denke ich, es gibt für Menschen nichts Schöneres, als einem Baby etwas zu essen zu geben. Vermutlich ist das evolutionär bedingt, es ist ein sinnvolles Überlebensprogramm der Natur für Babys. Eines, das Babys rettet, deren Mütter nicht da sind, um sie zu ernähren. Ich bin allerdings da, und trotzdem wollen alle um uns herum Hannah etwas zu essen geben. Die Bäckerin einen Keks, die Fleischerin in München eine Scheibe Gelbwurst und ihre Uroma hätte ihr beim Adventskaffee so gerne ein Plätzchen in den kleinen Mund geschoben.

Die Diskussion mit meiner Schwiegermutter begann noch früher: als Hannah zwei Monate alt war. Ich stillte voll, Hannah hatte Hamsterbäckchen, nahm konstant zu, war fröhlich und aufmerksam. Ihre Oma fand trotzdem, ich sollte zufüttern. Und zwar Vanillepudding. Schokopudding ginge auch, beides mache die Babys schön satt. Wir würden wohl eher mit Gemüsebrei beginnen, sagte mein Freund. Seine Mutter schüttelte den Kopf. Das soll besser sein als Pudding? Seinem Bruder und ihm habe das doch auch nicht geschadet. Als wir ihr dann erzählten, dass Hannah das ganze erste Jahr, wenn möglich, keinen Zucker essen soll, guckte sie uns an, als ob wir geistig verwirrt wären. Und erzählte ihrerseits, wie sie früher den Schnuller in den Honigtopf getaucht haben, wenn das Baby quengelte; dann war es erst einmal beschäftigt. Wir haben an dieser Stelle das Thema gewechselt.

Im Buchladen gibt es eine Reihe von Kochbüchern, die sich ausschließlich um Babynahrung drehen, mit Breirezepten oder Breifrei-Rezepten, Fingerfood für Babys, je nach Ideologie. Hannahs liebstes Fingerfood ist seit dem vergangenen Besuch bei der Münchner Großmutter ein Stück Breze, das sie hingebungsvoll zu Brei lutscht. Wir haben beim Adventskaffee noch versucht, Hannahs Urgroßmutter engmaschig zu überwachen. Vielleicht ist es ihr trotzdem geglückt, Hannah ein Plätzchen in den Mund zu schieben. Und vielleicht steckt ja auch da die Natur dahinter: Dieses Ausnahme-Plätzchen ist vielleicht nicht überlebenswichtig, macht das Babyleben aber bestimmt schöner. Großeltern und insbesondere Urgroßeltern dürfen so was. Zumindest wenn die Eltern gerade nicht gucken.

Umräumen statt erziehen

Endlich kann ich sie verstehen, die älteren Frauen, die mit einem verträumten Blick in den Kinderwagen sagen: „Ach, sie werden so schnell groß." Ja, sie werden wirklich schnell groß, es muss so sein: Die Zeit mit Kindern vergeht schneller als ohne sie. Anders ist es nicht zu erklären, dass unsere Wohnung immer noch nicht kindersicher ist, obwohl mein Freund schon vor Monaten, kurz nach Hannahs Geburt, einen Kurs mit dem Titel „Sicher aufwachsen" besuchte. Darin ging es nicht nur um Fieberkrämpfe, Krupphusten und Zwiebelsäckchen gegen Ohrenschmerzen, sondern auch darum, wie man seine Wohnung so umbaut, dass sie kindersicher ist.

Seit einigen Tagen krabbelt Hannah. Wir sind begeistert und sie ist es auch. Sie erkundet die Wohnung in großer Geschwindigkeit und erinnert uns daran, dass wir doch schon längst die Bücherregale an der Wand befestigen, einen neuen Ort für leere Weinflaschen und ein sicheres Versteck für die Spülmaschinentabs suchen wollten.

Als ich noch kein Kind hatte, hatte ich mir die Elternzeit wie eine lange Pause vorgestellt. Eine Ruhephase in meinem Leben, nicht arbeiten, Zeit und Muße haben. Aber so ist es nicht. Ständig gibt es was zu tun, ein Brei will gekocht, Windeln gekauft, das Kind gewickelt und das Stoffbuch, das auf der letzten Zugfahrt längere Zeit unterm Sitz lag, gewaschen werden. Andere Dinge, zum Beispiel das Anschrauben von Regalen an die Wand, haben da nicht die höchste Priorität.

Aus Faulheit versuchten wir es zunächst mit Erziehung statt mit Umräumen. Aber der Versuch, Hannah mit einem deutlichen Nein zu signalisieren, womit sie nicht spielen soll, ist vorerst gescheitert. Als Sofortmaßnahme haben wir die Pflanze mit den schönen großen Blättern vom Fußboden auf die Fensterbank befördert, damit sie eine Überlebenschance hat. Leider reicht das nicht, denn auf ihren Eroberungsfeldzügen durch die Wohnung beweist Hannah ein untrügliches Gespür dafür, die nicht baby-geeigneten Dinge ausfindig zu machen. Die Klobürste ist so spannend, das Kabel vom Babyphone auch – und ihr neuer bester Freund, das ist der grüne Biomülleimer. Wir werden jetzt doch umräumen, das mit dem Erziehen probieren wir später noch mal.

Eine neue Welt

Es gibt Orte, zu denen die meisten Menschen keinen Zugang haben, die sie nicht betreten, von denen sie noch nicht einmal wissen. Diese haben mich schon immer am meisten interessiert. Gefängnisse, Spielhöllen, vergessene Bunker – sie sind ein Grund, warum ich meinen Beruf liebe. Nun arbeite ich seit Monaten nicht mehr, bin in Elternzeit und so schön es mit Hannah ist – manchmal vermisse ich meine Arbeit. Umso aufregender war es, als sich mir vor Kurzem eine bisher unbekannte Welt erschloss, ohne dass ich damit rechnete.

Es war ein Sonntagmorgen, Hannah wie fast jeden Tag seit 6.15 Uhr wach. Mein Freund und ich wollten zum Flohmarkt. Ein gemütlicher Bummel, früher haben wir das oft gemacht, haben Kaffee getrunken und Kuchen gegessen und meistens irgendwas gekauft: Eine Jacke, die ich nie anziehe, Blumenkübel aus Messing, die Toni scheußlich findet, einen Bilderrahmen, für den wir noch das perfekte Bild suchen. Diesmal aber wollten wir zum Flohmarkt für Babysachen, wir waren motiviert und, wie sich herausstellte, völlig naiv.

Schon als wir am Parkplatz des Einkaufszentrums ankamen, war klar: Wir hatten die Sache unterschätzt. Das sollte kein gemütlicher Bummel werden. Voll wie an einem Sonnabend war der. In der letzten Reihe fanden wir einen Platz. Dabei waren wir für unsere Verhältnisse früh dran, der Flohmarkt hatte erst vor einer halben Stunde geöffnet. Hannah ließ sich von Toni durch das Gewühl tragen, bald hörten wir nur noch ihr leises Schnarchen. Ihre Eltern hingegen waren weit davon entfernt, entspannt herumzuhängen. Wir scannten die unüberschaubare Menge an Kleiderstapeln, Spielzeugbergen und Babyzubehörtürmen, schon bald ein pink-blaues Flimmern vor Augen. Hektisch wühlten wir zwischen den Beinen Fremder in Strumpfhosenkisten, bedrängt von der nächsten Mama, die nur gucken möchte, fast überfahren von einem gigantischen Doppelkinderwagen. Nach zwei Stunden hatten wir unsere Liste abgearbeitet, mit der Beute unterm Arm und einigen Nerven weniger verließen wir das Babyuniversum. Wir wissen nun: Wer Wolle-Seide-Bodys kaufen will, muss früher aufstehen. Und ich freue mich schon wieder auf Spielhöllen und Gefängnisse.

Jetzt weiß ich, wozu mein Körper fähig ist

Nach dem ersten Ultraschall war ich durcheinander: Da schlägt ein zweites Herz in mir! Mein Körper gehört nicht mehr mir alleine – ein verrücktes Gefühl, an das ich mich in den Monaten meiner Schwangerschaft mehr und mehr gewöhnte. Nach jeder Untersuchung war ich froh, dass das kleine Herz schlug, dass ich es dank des Geräts unserer Hebamme sogar hören konnte. Und wie wunderbar, als ich die ersten Bewegungen spürte. Ich freute mich, wenn mein Bauch hüpfte, weil das Baby Schluckauf hatte. Und manchmal, wenn ich Sehnsucht nach der Kleinen hatte, drehte ich mich von der einen auf die andere Seite, damit sie aufwachte und mit mir kommunizierte.

Das ist wohl eine der größten Veränderungen der vergangenen Monate für mich: das Verhältnis zu meinem Körper. Erst jetzt weiß ich, wozu er fähig ist. Dankbar bin ich ihm, wütend auf ihn war ich aber auch, weil es mir anfangs nicht schnell genug gehen konnte, nach der Geburt meines Kindes wieder wie vor der Schwangerschaft auszusehen. Ich kann mich noch gut erinnern, wie mir die Verkäuferin in einem kleinen Geschäft für Umstands- und Babykleidung beim Einpacken der bauchkompatiblen Hosen gut zuredete – und die doch recht hohe Summe mit den Worten kommentierte: „Sie tragen die Sachen ja auch nach der Geburt noch eine Weile."

Ach so? Dass ich nach der Schwangerschaft noch Umstandskleidung tragen würde, war mir neu. Eine Bekannte postete wenige Wochen nach der Geburt ihres Kindes auf Facebook ein Foto von sich im Fitnessstudio, Hashtag After-Baby-Body. Auf Instagram finden sich dazu Bilder knapp bekleideter und mal muskelbepackter, mal gertenschlanker Mamas, oft mit dem Baby auf dem Arm, wie um die eigene Leistung noch einmal zu betonen. Seht her, mein Baby ist noch so klein, und ich bin schon wieder so schlank! Wie schön für sie.

Meine Herangehensweise ist inzwischen eine andere. In den letzten eineinhalb Jahren habe ich erst 15 Kilo zugenommen, dann wieder 15 Kilo abgenommen, mein Körper hat ein Kind gebastelt, es zur Welt gebracht und er ernährt es so gut, dass dieses Baby wächst und sich wunderbar entwickelt. Ich finde, für all die Plackerei hat er sich in regelmäßigen Abständen ein großes Stück Kuchen verdient.

Da liegt was zwischen uns

Wir hatten versucht, an alles zu denken: haben eine Babybadewanne gekauft (überflüssig), eine Kommode zur Wickelkommode umgebaut (hat Hannahs Vater stolz gemacht), Essen vorgekocht und eingefroren (sinnvoll) und wir haben darüber nachgedacht, wie wir zu dritt leben wollen. Nur über Hannahs Schlafplatz hatten wir uns wenig Gedanken gemacht. Wir haben ein gebrauchtes Beistellbettchen gekauft und waren der Meinung, damit sei geklärt, wo Hannah schläft. War es natürlich nicht. Hannah schlief am Anfang überall, nur nicht in ihrem Beistellbett. Lieber auf Papas Bauch, auf dem zum Nest gebastelten Stillkissen, und vor allem: zwischen uns.

Tonis Bruder, angehender Psychotherapeut und bisher kinderlos, zog eine Augenbraue in die Höhe, als er das mitbekam, aber es hilft alles nichts: Zwischen Mama und Papa findet Hannah es nun mal am gemütlichsten. Früher dachte ich, es sei mit Kindern wie mit Hunden: Wenn man sie ins Bett lässt, ist es mit der Beziehung vorbei. Nun stelle ich fest: Da liegt was zwischen uns. Und wir finden das auch noch gut. Wir mögen es, wenn Hannah uns morgens mit einem herzhaften Biss in die Nase oder einem aufmunternden Patschen auf den Arm weckt und bereuen nur, uns keine größere Matratze gekauft zu haben.

Weil das ja aber nicht ewig so gehen kann, verbringt Hannah seit einigen Wochen zumindest die halbe Nacht in ihrem Gitterbettchen. Und ich frage mich seitdem, wer das eigentlich als Standard-Kinderbett erfunden hat. Kuscheln zum Einschlafen ist damit praktisch unmöglich. Halt! Das soll man ja auch gar nicht. Meine Freundin Sabine und unser besserwisserisches Babybuch finden, Babys müssten alleine einschlafen. Selbstregulierung lernen, heißt das Stichwort. Die sei nämlich Voraussetzung dafür, später im Leben mit Enttäuschung und Frust klarzukommen, so steht es im Buch. Das Beste, was man für sein Kind tun kann, ist demnach, es alleine einschlafen zu lassen. Hannah ist da anderer Meinung. Aber vielleicht ist auch das so wie alles im Babyalltag nur eine Phase. Hat sie es geschafft einzuschlafen, schlummert sie friedlich in ihrem Bettchen. Jetzt muss nur ich noch lernen, ohne sie zu schlafen.

Mein liebster Ausredengeber

Babys sind wahnsinnig praktisch. Das wissen Menschen ohne Kinder nur nicht, im Gegenteil: Sie denken, Babys würden das Leben komplizierter machen. Und daran sind – wie übrigens an allem, was Babys betrifft – die Eltern schuld. Weil sie ihr Baby als Ausrede benutzen, um über ihre eigene Unzulänglichkeit hinwegzutäuschen. Ich weiß das, weil ich das selbst ab und an tue, Hannah ist zurzeit mein liebster Ausredengeber. Zu spät dran zum Termin, weil man sich auch nach Monaten noch nicht daran gewöhnt hat, dass man nicht nur sich selbst, sondern auch noch einen zweiten Menschen anziehen muss, der sich gelegentlich sogar wehrt?

Kein Problem, ich sage einfach, mein Baby hätte – gerade als es angezogen und wir auf dem Weg zur Tür hinaus waren – noch mal in die Windel gemacht. Und nicht nur ein bisschen. Verziehe ich dazu das Gesicht entsprechend, fragt niemand nach. Keine Lust auf die Veranstaltung, obwohl man doch versprochen hatte, zu kommen? Da ist dann wohl das Baby krank geworden, und das braucht nun seine Mutter, das ist ja wohl klar. Den eigenen Impftermin verschwitzt? Wir sind leider auf dem Sofa eingeschlafen, denn das Baby hat die ganze Nacht geweint, Sie wissen schon, die Zähne!

Ich weiß, ich sollte damit aufhören. Es ist nicht richtig, sein Baby als Ausredengeber zu benutzen, vor allem weil es doch in den meisten Fällen völlig unschuldig ist. Wobei es schon so ist, dass Babys mit Vorliebe dann in die Windel machen, wenn es gerade gar nicht passt. Übrigens: Wenn Eltern sagen, sie können erst später kommen, weil das Kind gerade schläft, dann ist das keine Ausrede, sondern eine Entschuldigung. Die allerdings nur bei anderen Eltern gilt.

Freunde, die keine Kinder haben, quittieren das meist mit einem „Na und?" Sie ahnen nicht, wie schützenswert und wichtig für das Allgemeinwohl der Babyschlaf ist. Dass unsere Wohnung so unordentlich ist, überall Bauklötze, Stofftiere und vollgekleckerte Lätzchen herumliegen, sich Wäscheberge türmen und der Staub im Bücherregal die schönsten Muster bildet, das liegt im Übrigen wirklich an Hannah. Sich mit ihr zu beschäftigen, ist einfach so viel wichtiger als den Haushalt zu machen. Und das ist jetzt keine Ausrede. Ehrlich.

Hannah ist ein Offline-Baby

Am anderen Ende der Welt ist kürzlich ein Baby geboren worden. Es ist das Baby meiner Freundin Alexa, die dorthin ausgewandert ist, weil sie sich in einen Australier verliebt hat. Ich habe dieses Baby noch nie auf dem Arm gehalten, und doch habe ich das Gefühl, es zu kennen. Ich weiß, wie süß es lächelt, habe gesehen, wie es nach Spielzeug greift, und weiß, wie es aussieht, wenn es schläft. Alles dank dieses Internets.

Meine Freundin hat lange überlegt, welche digitalen Kanäle die richtigen sind, um die Babybilder und -videos zu ihren Freunden und ihrer Familie in Deutschland zu bringen. Weil sie nicht wollte, dass die falschen Leute die Bilder sehen.

Was tun mit dem Baby und dem Internet? Keine leichte Frage. Die einen zeigen stolz auf Facebook oder Instagram, was das Kleine alles kann. Andere wollen zwar die Persönlichkeitsrechte ihres Babys wahren, aber trotzdem der Welt mitteilen, dass sie nun Eltern sind. Das führt zu interessanten Ergebnissen: Von manchen Babys kenne ich nur das Händchen, von manchen die Füße, wieder andere kenne ich von den Füßen bis zur Nase, nur Augen und Haarschopf sind mir unbekannt. Wieder andere verwenden das Foto ihres Kindes als Profilbild.

Ich bin mir nicht sicher, was die Botschaft dahinter ist. Seht her, liebe Freunde, ich habe mich aufgegeben, mein Kind ist nun der Mittelpunkt meines Lebens? Oder waren sie froh über die Gelegenheit, sich selbst im Netzwerk unsichtbar zu machen? Wir gehören zu der Gruppe, die keine Babyfotos im Netz postet, Hannah ist ein Offline-Baby, das haben wir schon vor ihrer Geburt entschieden.

Ich finde die Entscheidung grundsätzlich richtig. Hannah soll später selbst entscheiden dürfen, ob sie möchte, dass Bilder von ihr im Internet zu finden sind. Auch wenn ich es manchmal sehr bedauere, nicht der ganzen Welt zeigen zu können, wie süß Hannah lächelt. Und ich freue mich, dass es Eltern gibt, die das lockerer sehen. Es wäre doch ein großer Verlust, wenn es all diese Youtube-Videos von lachenden Babys nicht gäbe, die jeden Betrachter zuverlässig zum Mitlachen bringen, egal wie schlecht die Ausgangslaune war. Ich hoffe nur, die Babys sehen das später mal genauso.

Plötzlich Frühlingsmama

Monatelang ging es darum, das Baby warm zu halten. Es dick eingemummelt in der Kälte herumzufahren und zu tragen, damit es nicht friert, damit es nicht krank wird. Und dann kommt der lang ersehnte Frühling, und alles ist anders. Beim ersten Ausflug auf den Spielplatz haben wir die Sonnencreme vergessen. Hannah trägt eine Wollmütze, und ich sitze dicht neben ihr, um zu verhindern, dass sie sich eine Handvoll Sand in den Mund schiebt.

Väter scheinen mit dem plötzlichen Temperaturanstieg anders umzugehen, so zumindest meine nicht repräsentative Beobachtung. Viele Kinder, die mit ihren Papas da sind, sehen aus, als hätten sie den Frühling mal eben übersprungen: raus aus dem Wollanzug, rein in die kurze Hose. Die mit den Müttern tragen oft noch Strumpfhose.

Eine Mutter meinte neulich, Wintermama, das habe sie jetzt ganz gut drauf. Aber Frühlingsmama? Das müsse sie erst noch lernen. Eine andere – ihr Baby trug auch eine Wollmütze – fragte diese Woche auf dem Spielplatz vorsichtig, ob ich mein Baby eingecremt habe? Sie sei sich nicht sicher, ob das nötig sei. Ich auch nicht, antwortete ich. Wie viele Schichten trägt ein Baby, wenn es in der Sonne schon schön warm, im Schatten aber noch kühl ist? Sonnenhut oder Mütze; Sonnencreme, ja oder nein? Und: Natur tut gut, na klar, aber ab wie viel Gramm Sand im Mund nicht mehr?

Hannah und der Spielplatz, das war Liebe auf den ersten Blick. Auch wenn sie die ersten Male eine Strumpfhose trug, in der ihr bestimmt viel zu warm war. Sie hockt im Sand, hebt vorsichtig ein vertrocknetes Blatt oder einen Zweig auf, streicht mit den Fingern darüber, knickt das unbekannte Ding, zieht daran, um es schließlich in den Mund zu stecken. Kernkompetenz einer Frühlingsmama ist es ja, in so einem Fall Ruhe zu bewahren, das weiß ich inzwischen. Dem ersten Impuls, dem Kind das Blatt aus dem Mund zu ziehen, zu widerstehen, und es einfach mal machen zu lassen. Gar nicht so leicht. Aber es lohnt sich. Wenn wir vom Spielplatz nach Hause fahren, liegt Hannah mit dreckigen Füßchen und Schmutzrändern unter den Fingernägeln im Kinderwagen und schläft. Erschöpft sieht sie aus, vom Frühling und den kleinen Abenteuern. Und glücklich.

Von Ähnlichkeiten und Meinungsverschiedenheiten

Wird ein Baby geboren, sind alle ganz erpicht darauf, Ähnlichkeiten zwischen Baby und Eltern festzustellen. Da werden Nasen-, Fußformen und Haaransätze verglichen. „Ganz die Mutter", wird mal eben im Vorbeigehen konstatiert. Nach allgemeiner Auffassung sieht Hannah mir sehr ähnlich. Sie ist mein Baby, natürlich freue ich mich, wenn jemand sagt, dass sie lacht wie ich, dass sie so aussieht wie ich als Baby.

Vielleicht bin ich gerade weil wir uns so ähnlich sehen der Meinung, genau zu wissen, was gut für sie ist. Nämlich das, was auch für mich gut ist. Nun ist es ja aber so, dass Hannah auch einen Vater hat. Zum Glück. Und nicht irgendeinen, sondern einen großartigen, engagierten, liebevollen Papa. Auch der glaubt zu wissen, was gut für sie ist.

Nicht immer sind wir der gleichen Meinung. Wie weit darf der Entdeckerdrang sie führen, bevor wir einschreiten? Darf sie am Wäscheständer ziehen, auch wenn der umfallen könnte? Kann sie mit erhöhter Temperatur zum Babyturnen oder nicht? Bis zu welcher Außentemperatur tragen neun Monate alte Babys eine Mütze, und welche Rolle spielt der Wind dabei? Alles Dinge, die ausdiskutiert, verhandelt werden müssen. Und – das ist neu in unserer Beziehung – nicht mit dem Ziel, den eigenen Willen durchzusetzen, sondern mit dem Ziel, die beste Lösung für Hannah zu finden.

Eine Freundin erzählte mir neulich, ihr Partner habe ihrem Sohn erlaubt, einen Film zu gucken, als er krank war. Sie war nicht einverstanden. „Manchmal wünschte ich, ich könnte so was alleine entscheiden", sagte sie. Auch wenn sie sonst gerne mit ihm die gemeinsamen Kinder erzieht. Ich kann das nachvollziehen. Neun Monate trägt man als Mutter alleine die Verantwortung. Neun Monate hat man so gut aufgepasst, hat darauf geachtet, was man isst, hat versucht, Stress zu vermeiden, hat den Bauch und so das Baby geschützt. Und dann bringt man das Kleine auf die Welt, und von dem Zeitpunkt an muss man Kontrolle abgeben. An den Vater. An die Großeltern und alle anderen, die das Kleine halten wollen. An Babysitter, Erzieher, Lehrer. Mit einem Baby lernt man ja viel. Gerade lerne ich, dass auch andere gut für meine Kleine sorgen können. Ob sie ihr ähnlich sehen oder nicht.

Die integrative Kraft eines Babys

Seit Kurzem besitzt Hannah einen Kinderreisepass. Mit einem biometrischen Passfoto, einer Größenangabe (72 Zentimeter) und einem Geburtsort: Bremen. Bremen, das ist weder meine Heimatstadt noch die meines Freundes. Es ist die Stadt, in der wir seit ein paar Jahren arbeiten und leben, mehr eigentlich nicht. Toni mutmaßte sogar, ich verbringe kurz vor Hannahs Geburt so viel Zeit in meiner bayerischen Heimat, weil ich wolle, dass auch meine Tochter Münchnerin werde. Sollte das ein unterbewusster Wunsch gewesen sein, so ist er nicht in Erfüllung gegangen. Hannah ist am errechneten Geburtstermin zur Welt gekommen und das in Bremen.

Meine Tochter ist also eine Bremerin und seit sie da ist, fühle ich mich hier viel wohler. Nicht zuletzt wegen all der Kilometer, die ich Kinderwagen schiebend zurücklege, entdecke ich neue Ecken, und dank der Babykurse kenne ich mehr Leute als früher. Das ist besonders wichtig, da ich im Moment so viel Zeit auf Spielplätzen und in Cafés verbringe, wie zuletzt in den Wochen nach meinem Abitur. Und dort ist es in Gesellschaft viel schöner. Selbst wenn ich niemanden kenne: Auf wundersame Weise haben Eltern gleichaltriger Kinder ja immer irgendwas zu reden. So lernte ich zum Beispiel bei einer Straßenbahnfahrt ein Baby kennen, das auf der ewigen Liste der schönsten ersten Wörter für mich ganz klar Platz eins belegt: Licht war sein erstes Wort.

Das Beste aber ist: Dank Hannah stelle ich fest, dass norddeutsche Großstädter doch lächeln können. Sie machen es einem bisweilen nicht leicht, ein Spaziergang oder ein Einkauf auf dem Wochenmarkt kann mitunter ohne ein Lächeln vonstattengehen. Aber kaum ist ein Baby anwesend, scheinen die Menschen verwandelt. Wie viele freundliche Gesichter ich seit Hannahs Geburt gesehen habe, wie viele wohlwollende Blicke ich geschenkt bekommen habe, wie viele nette Worte und Käsescheiben! Es ist doch erstaunlich, was für eine integrative Kraft Babys haben. Trotzdem kann ich es kaum erwarten, mit meiner kleinen Familie auf Reisen zu gehen. Ich hoffe nur, wir bekommen nicht schon am Flughafen Probleme – weil Hannah inzwischen zwei Zentimeter größer ist, als in ihrem Pass angegeben.

Mütter unter Druck

Wir Mütter wollen alles richtig machen. Wollen unserem Kind die besten Startchancen geben, eine feste Bindung aufbauen, die so wichtig ist für das Urvertrauen. Wir wollen den Brei für unser Baby selber kochen, damit wir wissen, was drin ist. Wir wollen Stoffwindeln benutzen oder am besten gleich gar keine, weil das ökologisch besser ist und wir unseren Kindern gegenüber doch eine Verantwortung für diese Erde haben. Wir wollen Babyhosen selbst nähen, weil andere Mütter das auch machen und es doch irgendwie schön ist, wenn das Baby etwas trägt, was wir selbst gemacht haben. Selbstverständlich wollen wir unser Baby tragen, weil es das so sehr liebt, auch wenn es zieht in unserem Rücken. Wir versuchen es ohne Schnuller, damit das Baby keine Abhängigkeit entwickelt, und natürlich wollen wir stillen. Aber das klappt leider nicht immer, und dass überall zu lesen ist, wie segensreich Muttermilch für Babys ist, lässt den Druck nicht kleiner werden.

Wir Mütter wollen für unser Kind da sein. Viele finden, das sollten wir auch, und zwar am besten permanent, zumindest am Anfang. Die ersten drei Lebensjahre sind ja die wichtigsten. Wir wollen eine glückliche und gleichberechtigte Beziehung zu unserem Partner und trotz Babyglück auf keinen Fall einen Karriereeinbruch riskieren. Und natürlich wollen wir bei alledem entspannt und glücklich sein. Nur dass das gar nicht so leicht ist, weil man vielleicht monatelang keine Nacht durchschläft, weil das Baby das auch nicht macht. Oder weil man so damit beschäftigt ist, alle Erwartungen zu erfüllen, die an einen gestellt werden.

Mütter, das sagte neulich ein Freund – übrigens selbst Vater – zu mir, seien völlig überinformiert. Wie recht er hat! Wir lesen und lesen, Newsletter, Briefe der Krankenkasse, Entwicklungstabellen, Zeitschriften, Bücher, alles, was es zum Thema Baby gibt. Und vor lauter Druck und Gedrucktem kann es passieren, dass man am Ende gar nichts mehr weiß. Was besonders fatal ist, weil die Botschaft vieler Ratgeber am Ende meistens lautet: Hören Sie auf Ihre Intuition. Na toll, frage ich mich, wo ist die denn nun abgeblieben? Vermutlich nur verschüttet, unter Babyhosen und Ratschlägen.

Freie Fahrt für freie Babys

Man sollte meinen, mit einem Baby Fahrrad zu fahren, sei kein Problem. Weit gefehlt, wie ich inzwischen weiß. Wie habe ich es herbeigesehnt, dass Hannah sitzen kann, damit ich wieder Fahrrad fahren statt Kinderwagen schieben kann. Nun kann sie sitzen, also: Fahrradsitz kaufen, Baby rein, Helm auf – und los. Dachte ich. Ich wollte einen Fahrradsitz haben, der vor mir auf dem Rad montiert wird. So bin ich auch als Kind durch die Stadt gefahren worden: Zwischen den Armen meines Vaters ging es zur Eisdiele, ich hatte eine gute Aussicht und zur Freude aller war die Fahrradklingel in meiner Reichweite. Freie Fahrt für freie Babys.

Der erste Fahrradhändler sagte mir, wenn mein Baby vorne sitze, dann sei es eben mein Airbag. Der zweite sagte, Sitze für vorne montiere er nicht, weil er schlechte Erfahrungen gemacht habe. Der dritte sagte, für mein Fahrrad verkaufe er mir überhaupt keinen Kindersitz, das sei viel zu unsicher. Wieder zu Hause, las ich Testberichte, studierte Montageanleitungen, erwog einen Fahrradkauf und war am Ende trotzdem unfähig, eine Entscheidung zu treffen. Mit dem Fahrradsitz kamen wir nicht weiter, also versuchten wir es erst mal mit dem Helm. Auf zum Fahrradgroßhändler, den Testbericht zu den sichersten Helmen auf dem Smartphone – wir haben ja dazugelernt – und los, Fahrradhelme probieren.

Ein sehr freundlicher Mitarbeiter zeigte uns erst alle Fahrradhelmmodelle, die für Hannah infrage kommen. Um sich dann zu erkundigen, ob wir denn eine Erlaubnis vom Kinderarzt hätten, dass unser Baby einen Helm tragen dürfe. Er fing an, über die Fontanelle zu sprechen, also die Stelle am Babykopf, an der die Schädelplatten noch nicht zusammengewachsen sind, und über den Druck, den so ein Helm aufbauen muss, damit er schützt. Wir sahen uns wortlos an und verließen den Laden. Ohne einen Helm zu kaufen. Wir wollten das Projekt Fahrradfahren mit Baby schon auf unbestimmte Zeit verschieben. Dann kam ein ungeplanter Besuch bei der Kinderärztin dazwischen. Kein Problem, sagte sie, Hannah dürfe Helm tragen. Und sie habe ihre Kinder übrigens immer vor sich auf dem Fahrrad durch die Welt gefahren

Neue Einsichten

Manche Dinge habe ich erst verstanden, seitdem ich ein Kind habe. Ich weiß jetzt zum Beispiel, dass Sitzplatzreservierungen im Zug kein Luxus, sondern eine Notwendigkeit sind, wenn man alleine mit Baby, Kinderwagen und Koffer reist. Dass ein Kind im Bett nicht die Beziehung zerstört, sondern glücklich macht. Dass es wichtig ist, immer, wirklich immer, etwas zu essen dabeizuhaben. In den ersten Monaten für die Mutter, danach fürs Baby. Und dass es mindestens drei Stufen auf der Schmutzigkeits-Skala von Babykleidung gibt; waschen muss man erst bei Stufe drei.

Auch dass nichts von Dauer ist, das weiß ich nun. Einmal nachts stillen, zehn Mal nachts stillen, dazwischen liegen zwar Welten, aber manchmal eben nur zwölf Stunden. Ich habe gelernt, dass Babys im Schlaf sehr selektiv hören. Hannah zuckt nicht mal mit der Wimper, wenn eine Armada von Feuerwehrautos mit Sirenen in voller Lautstärke an ihrem Kinderwagen vorbei rast. Wenn die Nachbarn eine Party mit wummerndem Elektrobeat feiern, schläft Hannah friedlich in ihrem Bettchen; während ihre Eltern darüber nachdenken, ab welcher Uhrzeit man darum bitten kann, die Musik leiser zu drehen, ohne allzu spießig rüberzukommen. Wenn wir aber, nachdem Hannah eingeschlafen ist, ihr Zimmer verlassen wollen und trotz größter Vorsicht auf eine knarzende Stelle des Holzfußbodens treten, dann schreckt sie auf, als stünde ein Säbelzahntiger im Zimmer.

Ich habe erst jetzt verstanden, warum Frauengruppen im Park mit Kinderwagen Turnübungen machen – weil es als Mutter wichtig ist, etwas für sich selbst zu machen. Weil Sport mit Kind praktisch ist, vor allem an der frischen Luft, da schläft das Baby nämlich so gut. Und weil man in der Gruppe zwar mehr auffällt, aber auch geschützt ist, vor den belustigten Blicken und gezückten Smartphones der Passanten. Es gibt nicht nur im Babyleben Phasen, sondern auch in dem der Erwachsenen. Und gerade ist eben die Phase für Mamasport mit Kinderwagen.

Ich weiß inzwischen, was wirklich wichtig ist: ein zufriedenes Baby, Vertrauen in seinen Partner zu haben, viel Zeit mit beiden zu verbringen. Und ab und zu ein Termin bei der Fußpflege. Ohne Baby.

Schleichende Häuslichkeit

Zwei Tage vor Hannahs Geburt waren mein Freund und ich abends beim Italiener; zwei Pizzen, ein Glas Rotwein, ein großes Wasser. Es war klar, unser Baby würde bald auf der Welt sein, wir wollten noch einmal einen Abend zu zweit genießen. Wir wussten, bald wird jemand anderes unsere Tage bestimmen. Und auch unsere Abende. Das Wetter war gut, wir saßen lange draußen. Aber wenn wir geahnt hätten, wie lange es dauern würde, bis wir das nächste Mal zu zweit abends Pizza essen gehen – ich meine jetzt ohne Hannah, die neben uns im Buggy schläft, nachdem sie die Ränder unserer Pizzen weichgelutscht und sorgfältig um ihren Hochstuhl herum auf dem Boden verteilt hat – ja, wenn wir das geahnt hätten, dann hätten wir den Abend wahrscheinlich noch ein bisschen mehr in die Länge gezogen.

Denn seit jenem Abend waren wir abends nicht mehr zu zweit unterwegs. Theater, Kino, Weinbar – die ersten Wochen war daran ohnehin nicht zu denken. Wir waren viel zu müde, um auf die Idee zu kommen, abends vor die Tür zu gehen. Die Häuslichkeit schlich sich ein, wir wehrten uns kaum. Immerhin lag das niedlichste Neugeborene der Welt in unserem Bett, wer wollte da schon fort?

Nun ist Hannah bald elf Monate alt, sie ist für uns immer noch das niedlichste Baby der Welt. Und trotzdem wollen wir ganz gern mal fort. Nur zwei, drei Stunden, wir würden wiederkommen, natürlich.

Nun gehört Hannah aber leider zu den Kindern, die keine Großeltern in greifbarer Nähe haben. Und wir zu den Eltern, die Hemmungen haben, unsere Bekannten als Babysitter einzuspannen. Und so saß ich neulich mit einer Freundin in der kleinen Weinbar, in der mein Freund und ich oft zusammen waren. Ich habe sogar ein Glas Wein getrunken und spürte den Alkohol, was sich, wie ich zugebe, ganz gut anfühlte. Wer so lange wie ich nichts getrunken hat, merkt schon das eine Glas, egal welche Trinkfestigkeit man sich zuvor erarbeitet hatte. Bei diesem Glas Wein beschloss ich: Mein Freund und ich müssen wieder zusammen raus. Es ist Zeit für einen ersten Babysittereinsatz. Einen ersten Schritt zurück in die Zweisamkeit. Wenn es auch nur zwei Stunden sind.

Feine Unterschiede

Mein Freund wollte es verschieben. Auf einen späteren Zeitpunkt, wenn sie nicht mehr so niedlich ist, so sagte er es. Aber wir können nicht warten: Hannah krabbelt und klettert, zieht mit Vorliebe an Kabeln und trifft auf dem Spielplatz andere Kinder, denen sie gerne ihre Birnenschnitze und Förmchen aus der Hand nimmt. Es hilft nichts, auch wenn Hannah in unseren Augen noch immer jeden Tag ein bisschen niedlicher wird – wir müssen mit der Erziehung beginnen. Mit dem Ausloten von Grenzen, dem Ziehen roter Linien im Graubereich zwischen freier Entfaltung und nicht zu tolerierendem Verhalten.

Zum Beispiel beim Essen. Hannah möchte keinen Brei mehr, sie möchte genau das essen, was wir essen, und zwar am liebsten ganz alleine. Sie fuhrwerkt mit ihrem Löffel auf dem Teller herum, Möhrenstückchen fliegen in alle Richtungen. Sie schnappt sich mit einer schnellen Handbewegung ein Stück Käse von meinem Teller und schiebt es sich in den Mund. Weil es zu groß ist, spuckt sie die Hälfte wieder aus.

Es ist kein Zufall, dass sich Hunde bevorzugt neben Hannahs Hochstuhl aufhalten. Hannah soll sich ausprobieren, sie darf rummanschen und ich trage es mit Fassung, wenn sie sich mit ihren Frischkäse verschmierten Fingern durch die frisch gewaschenen Haare fährt. Sie soll aber nichts absichtlich auf den Boden werfen, dort verläuft für Toni und mich die Grenze. Wer erziehen will, der muss also genau beobachten und muss die feinen Unterschiede wahrnehmen. War da nun Absicht erkennbar in der Handbewegung, mit der Hannah das letzte Stück Baguette vom Tisch auf den Boden gefegt hat? War es ungestümer Bewegungsdrang? Oder war es gar ein Versehen?

Es geht um viel, schließlich soll Hannah ein guter Mensch werden. Ein Mädchen und später eine Frau, die für ihre Überzeugungen einsteht, ohne engstirnig zu sein. Die teilen kann, und trotzdem den Mut hat, sich das zu nehmen, was sie braucht. Die liebevoll und verständnisvoll ist, aber sich nicht ausnutzen lässt. Im Moment ist die Erziehungsarbeit noch sehr basal, auch wenn sich erste Ergebnisse zeigen. Hannah sitzt in ihrem Stühlchen, brabbelt „Nein, nein, nein" vor sich hin, lächelt. Und lässt die Vollkornnudel zu Boden fallen.

Kurz vor Kita

Wir haben einen, und wir haben großes Glück, denn wir haben sogar genau den bekommen, den wir haben wollten. Wer ein Kind hat, das in diesem Frühling oder Sommer ein Jahr alt wird, weiß, wovon ich spreche: von einem Kitaplatz. In Eltern- und Müttergruppen war es mehrere Wochen das bestimmende Thema, gleich nach der Begrüßung kam die Frage: Habt ihr einen? Bei meinen Spaziergängen im Park, im Café, überall ging es darum: Kitaplatz, ja oder nein.

Was bei meinen Eltern noch kein Thema war, bestimmt heute den Familienalltag: das Elterngeld und der Anspruch auf einen Kitaplatz, wenn das Kind ein Jahr alt ist. Ein Jahr Elternzeit und Elterngeld, dann geht das Kind in die Kita und die Eltern wieder arbeiten. So machen das die meisten, die ich kenne. Auch mein Freund und ich haben das so geplant, haben das nicht in Frage gestellt. Es gab so vieles zu regeln, zu entscheiden, alles war neu. Da war es beruhigend, zumindest die Sache mit dem Elterngeld so zu machen wie die meisten anderen auch. Weil klar war: So wie die es machen, funktioniert es.

Inzwischen denke ich, wir hätten das ruhig auch anders planen können. Haben wir aber nicht, und deshalb hatten wir vor Kurzem den ersten Elternabend in Hannahs zukünftiger Kita. Wir diskutierten über vegetarische Ernährung bei Kleinkindern, darüber, wie viel Eis in der Woche zu viel ist, und welches Kind wann mit der Eingewöhnungsphase beginnt. Es wird konkret, bald werde ich wieder arbeiten, und Hannah wird in die Kita gehen. Es wird nicht so leicht werden, wie ich mir das noch vor einem Jahr vorgestellt habe. Damals hatte ich noch nicht darüber nachgedacht, dass acht Stunden Betreuungszeit pro Tag für einen Vollzeitjob nur reichen, wenn man keinen Arbeitsweg hat, keine Mittagspause und keine Überstunden macht. Für dieses Problem ist eine Lösung in Sicht. Ein anderes bleibt bestehen: Ich muss mich an den Gedanken gewöhnen, dass Hannah bald ein Leben ohne mich haben wird. Dass sie Erfahrungen sammeln wird, ohne dass wir dabei sind. Dass wir nicht sehen, was sie macht, sondern dass uns jemand davon erzählt. Nur wie viel Schnitzel und wie viel Eis sie isst, das werde ich ganz genau wissen.

Ausflug in die alte Freiheit

Wir haben uns getrennt. Es musste ja einmal so weit kommen, nun ist es passiert. Hannah und ich haben die erste Nacht ohne einander verbracht. Wir haben beide überlebt, so viel vorweg. Ich habe nach fast elf Monaten tatsächlich mal wieder eine Nacht durchgeschlafen. Und Hannah hat gemerkt, dass sie auch mit ihrem Papa sehr gut klarkommen kann.

Fast 24 Stunden ohne mein Baby – nie hätte ich noch vor einem Jahr gedacht, dass mir das so schwerfallen würde. Als eine Freundin mir in meinem Leben vor Hannah erzählte, sie habe ihren einjährigen Sohn so sehr vermisst, als sie das erste Wochenende ohne ihn verbrachte, dachte ich im Stillen: Meine Güte, wie die sich anstellt. Nach Hannahs Geburt dachte ich: Oh mein Gott, ein ganzes Wochenende? Niemals. Jetzt denke ich: Es wird hart. Aber wie schön wäre es, mal wieder nur das machen zu können, was ich will.

Den Abend und die Nacht ohne Hannah habe ich mit Freundinnen verbracht, wir haben uns unterhalten, Wein getrunken und fast nur an uns gedacht. Es heißt immer, Säuglinge verstünden in den ersten Wochen und Monaten noch nicht, dass sie eigenständige Wesen seien. Sie dächten, sie bildeten eine Einheit mit ihrer Mutter.

Ich glaube, die Wahrheit ist, dass auch Mütter für eine Weile nicht mehr wissen, dass sie eigenständige Wesen sind. Mit Hannah bildete ich eine Einheit. Mich von ihr zu trennen, das konnte ich mir nur für zwei, drei Stunden vorstellen. Und wenn ich fort war, dachte ich an sie. Inzwischen sind wir beide einen Schritt weiter. Hannah entdeckt die Welt, krabbelt fort von mir, hin zu den Abenteuern. Sie kommt immer wieder zurück, glücklich, und auch ich bin glücklich. Dass sie so neugierig ist, so mutig und furchtlos. Und sich doch freut, wieder bei mir zu sein.

Als ich am Vormittag von meinem Ausflug in die alte Freiheit zurückkam – zufrieden, es geschafft zu haben, dankbar für einen schönen Abend und voller Vorfreude auf meine Kleine –, wartete Hannah an der Haustür auf mich, auf dem Arm ihres Papas. Sie lächelte, ihre blauen Augen strahlten mich an, ich nahm sie auf den Arm und sie kuschelte ihren Kopf an meinen Hals. Wiederkommen ist noch schöner als Dableiben.

Elternzeit am Strand

Vor Kurzem hörte ich einen Vater sagen, er fahre bald in Elternzeit. Er meinte damit, dass er mit seiner Familie in einen langen Urlaub fährt, während seine Partnerin und er Elternzeit haben. Sein Gesprächspartner entgegnete, das sei wohl inzwischen ein feststehender Begriff: in Elternzeit fahren. Ja, das ist es wohl. Ich kenne viele Paare mit kleinen Kindern, die ihre gemeinsame Elternzeit nicht zuhause verbringen. Manche reisen durch Südostasien, andere verbringen Wochen abgeschieden in den Bergen, und ich habe sogar gehört, dass eine kleine Familie monatelang auf Sizilien leben soll. Es lässt sich wunderbar darüber streiten, ob das Elterngeld dafür gedacht ist, dass diejenigen, die es sich leisten können, die gemeinsame Elternzeit zur Urlaubszeit umwidmen. Oder ob es nicht gesamtgesellschaftlich betrachtet wertvoller ist, wenn Mütter und Väter getrennt voneinander Elternzeit nehmen. Sodass auch Väter den Alltag mit einem oder mehreren kleinen Kindern alleine bestreiten müssen, wie es viele Mütter tun.

Nun, Toni, Hannah und ich sind auch in Elternzeit gefahren. An einen wunderschönen Ort nicht weit vom Meer. Natürlich ist es anders als der Urlaub früher: Ausschlafen fällt aus, und für den Tausend-Seiten-Roman brauche ich deutlich länger als noch vor einem Jahr. Aber die Tage am Strand, die sind immer noch wunderbar, vielleicht sind sie noch schöner als vor einem Jahr. Hannah kann nicht genug bekommen vom Meer. Davon, die Füße in den nassen Sand zu drücken, mit den Händen aufs Wasser zu patschen und vor den Wellen davonzukrabbeln. Und ich kann nicht genug davon bekommen, ihr dabei zuzusehen.

Die Frage, ob das jetzt Elternzeit ist, so wie die Gesetzgeber sich das gedacht haben, so wie es gesellschaftlich gewollt ist, oder ob es eher Elternurlaub ist, ist vielleicht gar nicht so wichtig. Es kommt darauf an, die Zeit, die wir zusammen haben, zu genießen. Für unser Kind da zu sein. Zu einer Familie zu werden, egal ob zuhause oder woanders. Denn – das wurde uns schon in den ersten Tagen mit Hannah klar – diese Zeit kommt nicht wieder. Und so sehe ich diese Elternzeit, diese sorglosen Wochen am Meer, als ein großes Geschenk.

Die Sache mit der Großfamilie

Hannah war gerade mal ein paar Wochen alt, konnte ihre Umwelt nur verschwommen wahrnehmen, da verkündete ihre Großmutter, sie wolle regelmäßig mit ihrer Enkelin skypen. Die ersten Monate war das Interesse recht einseitig, inzwischen aber freut sich Hannah, ihre Oma auf dem Bildschirm zu sehen. Sie lacht und winkt, die Oma ist selig. Da Hannah noch nicht alleine skypen kann, hilft mein Freund. Ein normales Gespräch mit seiner Mutter zu führen, ist ihm währenddessen allerdings nicht möglich. Kaum verzieht Hannah ihren kleinen Mund zu einem O oder klatscht in die Hände, ist die Oma so hingerissen, dass sie alles andere vergisst. Sie ist da kein Einzelfall, neulich erzählte ein Freund, alles was die Schwiegermutter seiner Schwester bei einem Videotelefonat mit ihrem Enkel von sich gebe, sei: „Ja Spatzi, wo ist denn mein Spatzi?"

Es ist ja auch nicht leicht für die Großeltern von heute. Erst müssen sie sich jahrelang gedulden, bis ihre Kinder bereit sind, eigene Kinder in die Welt zu setzen. Und dann lebt die kleine Familie ja oft am anderen Ende Deutschlands oder gar im Ausland. Die Zeiten der Großfamilie sind hierzulande bei den meisten vorbei, so schade das – auch in Anbetracht der angespannten Kitaplatz-Situation in den Großstädten – ist. Neulich las ich einen Text, in dem es hieß, zwei Menschen allein könnten den Alltag mit einem oder gar mehreren Kindern kaum schaffen, wenn sie beide arbeiten. Hilfe von anderen Familienmitgliedern sei wichtig, bei Alleinerziehenden natürlich umso mehr.

Großeltern haben Erfahrung mit Kindern, sie haben oft mehr Zeit und Geduld als die Eltern und gehen insgesamt ein wenig entspannter an die Dinge heran. Vielleicht sind das aber auch genau die Gründe, warum sie manchmal wahnsinnig nerven. Das Konzept der Großfamilie scheint mir oft sinnvoll. Bis zu dem Moment, wenn meine Schwiegermutter wieder damit anfängt, dass im Osten alle Babys schon mit einem Jahr trocken waren. Oder mein Vater meint, ich solle sie doch einfach noch mal zu uns holen, wenn Hannah um 22 Uhr brüllend im Bett steht und nicht mehr schlafen will. In diesen Momenten denke ich: Das Leben als Kleinfamilie hat auch Vorteile.

Es geht erst los

Wir waren zu dritt, Hannah, Toni und ich. Ein Kuchen, eine Kerze, ein Geschenk, das Meer, der Strand, die Sonne: Hannahs erster Geburtstag. Als sie in meinem Bauch war, fragte ich mich, wie es wohl sein würde mit ihr. Wie sie mein Leben ändern würde, ob sich wirklich alles ändern würde, wie es so viele sagten. Wenn ich auf dieses Jahr mit Hannah zurückblicke, ist klar: Ja, mein Leben ist anders. Es ist voller und chaotischer, es ist weniger planbar und gleichzeitig strukturierter. Es ist ein Leben, in dem die Bedürfnisse eines Kindes mitbestimmen, ein Leben, das sich neu sortiert hat. Und das gerade erst richtig losgeht.

Ich bin zu einer Mutter geworden und weiß jetzt, wie viele Dinge ich mit einer Hand machen kann. Risotto kochen und essen, die Spülmaschine ein- und ausräumen, Zähne putzen, all das geht mit Baby auf dem Arm. Ein weiches Frühstücksei essen hingegen nicht. Ich verstehe, warum Kinder im Leben vieler Menschen eine so große Rolle spielen. Ich glaube aber nicht, dass sie alles bestimmen sollten. Und nein, ich finde nicht, dass Kinder alles ändern. Traurig finde ich es, dass eine Gruppe Väter, die ihre Kinderwagen durch den Park schieben, gefeiert und fotografiert wird, während es völlig normal ist, dass eine Gruppe Mütter das tut. Manches wollte ich nie hören, etwa wie mein Freund zu mir sagt: „Süße, du hast da ein bisschen Kotze am Arm." Anderes wollte ich nie sagen, so was wie: „Das ist mit Kind schwierig." Gehört, gesagt, egal.

Was für ein Jahr. Wie schnell ist es vergangen, wie aufregend war es an manchen Tagen, wie langweilig und frustrierend an anderen. Was für ein Auf und Ab, was für ein Gefühlschaos. Durchgeschriene Abende, durchwachte Nächte. Angst um meine Kleine, weil sie auf einmal so hohes Fieber hatte. Eine Angst, wie ich sie bisher nicht kannte. Zweifel und Wut, wenn nichts funktionierte, wenn sie einfach nicht schlafen wollte, wenn sie mich nicht schlafen ließ. Glück, als sie mich das erste Mal anlächelte. Und Liebe, so viel Liebe. Vieles hat sich geändert. Nichts ist schlechter geworden. Mein Leben ist vor allem schöner geworden. Und Hannahs mit ihrem ersten Geburtstag auch: Sie darf jetzt endlich Kuchen essen.